歯科医院で
はたらく
若手ドクターの
ための
チームデビュー講座

杉元信代・著
あらいひろよ・え

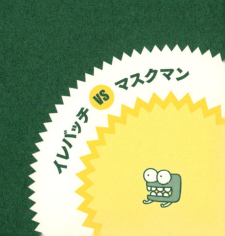

イレバッチ VS マスクマン

PROLOGUE by SUGIMOTO

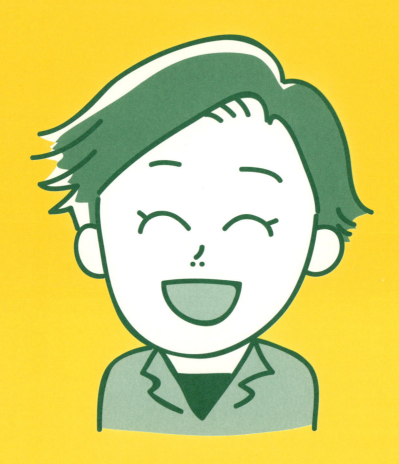

私が歯科衛生士として
臨床に出てから
30年が過ぎました。

ここ数年、やっと臨床の現場でも幅広い年齢層の歯科衛生士を見かけるようになってきました。私が新人のころはほとんどが独身女性ばかりで、歯科衛生士の数も少なく、どちらかというとアシスタントメインの仕事をしている人が多い時代でした。歯科医院の求人票に《正社員募集24歳迄独身自宅通勤限》なんてものがあったころです。どこの歯科医院でも忙しく、悩みながらもとにかく目の前の患者さんを診るので精いっぱいでした。

　時は流れ、社会における歯科医療の位置づけはずいぶん変わりました。歯科医療にかかわるすべての職種が、お互いの専門性を活かし、『チーム』としてともに社会に貢献していける素地はすでにできあがっていると考えています。

　しかし、実際の臨床で若い先生方にお会いすると、スタッフの仕事をよくわからないままで済ませている方が多いことに驚かされます。「スタッフ＝お手伝いさん感覚」のままの先生もいらっしゃいます。

　これは、決して先生方が悪いわけではなく、おそらくただ知らないだけなのではないかと考えています。二代目以降の先生方は子どものころに見ていた「歯科医院のスタッフ」の感覚のままで、スタッフに対する考え方が更新されていないのかもしれません。時代がそれだけスピードを上げて流れているともいえるでしょう。

　歯科医療は、歯科医師だけでなく、スタッフと患者さんとのチームで作り上げていくものです。そして、チームの要はやはり歯科医師の先生方なのです。先生方が「お手伝いさん感覚」でスタッフを見ていては、彼女たちはそこから先に一歩も進めないでしょう。

　この本は、3つの願いをもって書かれています。
　①若い先生方に、歯科衛生士をはじめとしたスタッフのことをもっともっと知ってもらいたい
　②先生方がスタッフに与える影響の大きさをわかってほしい
　③先生方のさまざまな不安に寄り添いたい

　真の意味での【チーム医療】をめざして。時間があるときに好きなページをパラパラとめくってほしいと思います。

PROLOGUE by MATSUMOTO

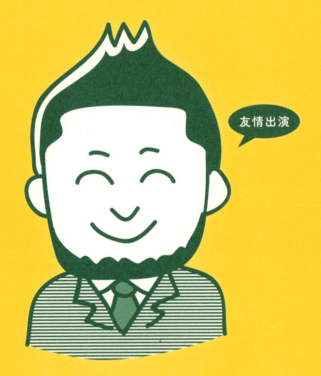

教えて松本先生！
先生の考える歯科業界の未来って
どんな未来ですか？

松本勝利 歯科医師

略歴●1987年 明海大学歯学部 卒業、1989年 医療法人慈愛恵真会あらかい歯科医院 開業、1998年 GLOBAL DENTAL SYSTEM 代表、2006年 dTiワールドメンバー、2006年 日本顎咬合学会 認定医、2008年 明海大学歯学部 生涯研修担当講師、2011年 日本顎咬合学会 学術委員、2013年 神奈川歯科大学 咬合機能回復補綴医学講座 有床義歯補綴学分野非常勤講師

歯科医療の根幹は、咬合再構築および審美性回復を最終目的であると考え、噛み合わせの出発点である咬合位の付与に重点をおいて、患者さん固有の骨格的個性を基本とし、理想的な咬合位を再構築していく治療を専門とする。

僕は全国でいろんな人と会って話をするけど、どこに行っても「勤めてくれる歯科医師の先生を知りませんか？」という話が出てくる。需要と供給のバランスで考えると、勤務医はまったく足りていないね。足りているのは都心の一部だけ。

　あと、私費治療があまりなく、行いたい医療も行えないという話も耳にするけど、多分その人たちが自分で作った壁なんじゃないかと思っている。「俺はここまで」という自意識の問題だろうなあ。
　もちろん、医療だから患者さんが大事なのはいうまでもないけど、いちばん大切なのはスタッフであり、家族。そこをきちんと見据えた経営ができなければ存続は難しいよ。
　自分のフィーを自分で決められないというのは、自身で作った壁であり、ある意味において逃げでもあると考えているね。

　団塊の世代が後期高齢者に入るのが2025年。8020運動で一定の成果は出てきているけれども、実は歯の喪失曲線は止まっていないんだ。そして子どものむし歯は本当に減ったけど、不正咬合は増えている。食育や介護のこと、歯科が取り組むべき課題はむしろどんどん増えていっていると考えているよ。
　将来は専門化していくと思うし、そうなってほしいと思う。そしてそうなったときに大切なキーワードは、"ドクター間におけるコミュニティー"。仲間といっしょに一人の患者さんを治療していく時代になっていくと思う。まずはいわゆるホームドクターのところに患者が行く。そして、いろいろと調べて診断して、あなたはここで治療を受けたほうがよいよとジャッジをするようになると思う。

　この将来を考えた場合、歯科でいちばん足りないのは検査でしょう。検査→診査→診断。歯科で検査をしっかりやるようになると、何が起きると思う？　患者さんのことを最上流でジャッジできるようになるよね。それは、歯科こそが患者のQOLを支える存在になる、ということでしょう。楽しみだね。

CONTENTS

- 002 PROLOGUE by SUGIMOTO
- 004 PROLOGUE by MATSUMOTO
- 010 メンバー紹介

歯科医師になったのはいいけれど

- 014 ❶ 歯科業界は冬の時代？
- 016 ❷ 何が向いているのかわからない
- 018 ❸ そもそも人と目が合わせられない!?
- 020 ❹ そもそも「歯科衛生士」を理解していません（汗
- 022 ❺ 自分の時間がなさすぎる！

① チームでは下っ端！でも「先生」

- 026 1-1 何もできなくて当たり前
- 028 1-2 変なプライドは捨てよう
- 030 1-3 教えてもらう
- 032 1-4 練習する
- 034 1-5 自分の職場をなんとかしたい

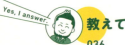

教えて松本先生！ 歯科医師になって最初にやらないといけないことってなんでしょうか？
036

② スタッフとどう向き合うか

- 042　2-1　スタッフのホンネ　その1
- 044　2-2　スタッフのホンネ　その2
- 046　2-3　歯科医師とスタッフは「視点」が違う
- 048　2-4　将来を踏まえてスタッフと向き合う意味
- 050　2-5　指示を出すコツ

教えて松本先生！　若手のころ、スタッフとどのように向き合っていましたか？
052

③ プライベートと仕事と勉強のバランス

- 058　3-1　付き合っている人、いますか？
- 060　3-2　忙しさに潰されないために
- 062　3-3　趣味ってなんだろう
- 064　3-4　勉強の方向性
- 066　3-5　親との関係

教えて松本先生！　プライベートと仕事の関係性って重要ですか？
068

④ 将来はどーする？

- 080　4-1　将来のことを見据えて
- 082　4-2　実はけっこう未来は開けている
- 084　4-3　自分を縛らない
- 086　4-4　自分の未来は自分で
- 088　4-5　ケッコンのもつ意味

教えて松本先生！ 歯科医師の社会的責任って具体的になんなのでしょうか？
090

⑤ 社会への「責任」を考える

- 094　5-1　免許をいただくということ
- 096　5-2　世間の視線
- 098　5-3　歯科業界というヒエラルキー

教えて松本先生！ 若手のころ、いちばん悩んだのはどんなことですか？
100

038 難関スタッフ山を攻略せよ！

おばさんベテランスタッフさん
ツレノリ新人スタッフちゃん
中堅実力スタッフさん
事務・受付さん

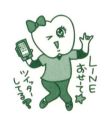

054 患者さんは「奥深い」！

ほんとにいろんな人がいる
バイスティックの七原則を知ろう
患者さんが成長させてくれるいちばんの相手
なめてかかるとハマる

070 漫画コラム

歯科医師をやめたい？
歯科医師は「マイスター」
技術者⊕現場マネージャー⊕経営者⊕教育者＝院長
「上司がクソ！」と思ったときに

102 スタッフが証言！
●●すぎる先生はイヤだ！！

108 EPILOGUE by SUGIMOTO

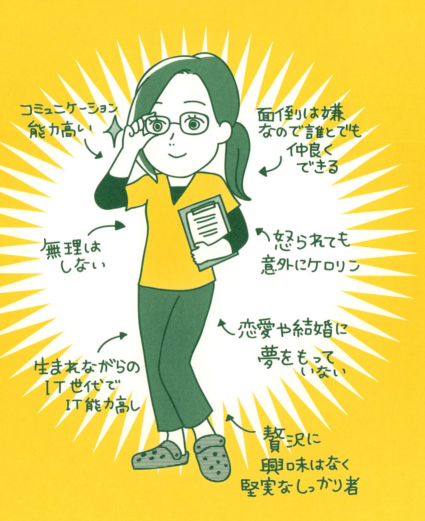

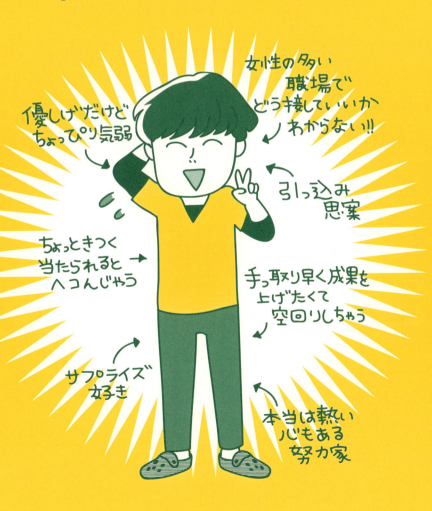

新しい先生の入職に
ちょっぴり不安もあるけれど、
期待も夢も（実はかなり）膨らんでいる
メンバーを紹介しましょう！

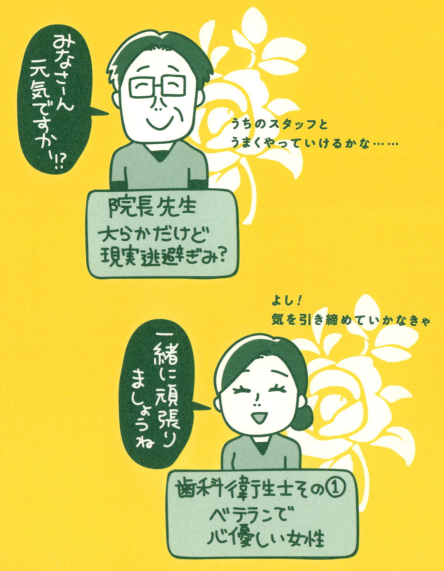

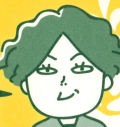

「手抜きっ。要領がいいだけよ！」

迷惑かけられるのだけは勘弁〜

歯科衛生士その②
サボりぐせのある
ちょっぴりワガママさん

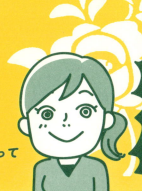

「まだ半人前だけどファイトだ私!!」

新しい先生が増えるってわくわく！

歯科衛生士その③
おっちょこちょい
だけど頑張り屋

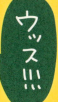

「ウッス!!!」

かっこいい先生だといいなあ……

歯科衛生士その④
ウルトラマイペース
新人さん

歯科医師になったのはいいけれど ①

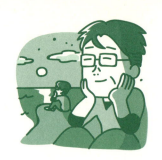

歯科業界は冬の時代？

「歯科医師過剰問題」……この言葉は、かなり前からあちこちで問題になっています。

とくに現在、若手の先生方は、学生時代からそれこそうんざりするほど聞かされてきたのではないでしょうか。歯科医師国家試験の合格者数の推移をみても、なんとなく「総数を減らしていこう」という思惑が見え隠れするような気がしますよね。

「昔はよかった……」「いまは本当にたいへんだ……」という話を聞かされたところで、どうにもなりません。時計の針は元に戻りませんし、たいてい人は昔のことについて自分に都合のよいことしか覚えていないものです。私たちは、過去に学びつつも未来に向けて進んでいくしかないのです。

個人的には、これから先、歯科医師としてのフィールドは、むしろ広がっていくのではないかと考えています。そうなっていくべきではないかとも思っ

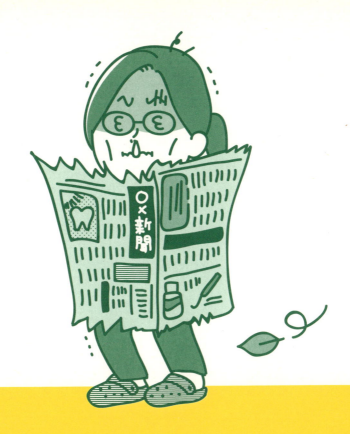

ていますし、確実に流れが「キテる」とも感じています。それをしっかりと捉えることが重要です。

歯科への風当たりが強いと感じることも多いです。マスコミからはネガティブな部分を切り取った情報が定期的に流布されています。誇張され、あたかもそれがすべてだと言わんばかりの報道にうんざりしながらも、すべてがウソであると言いきれないもどかしさもあります。メディアでの報道のたびに対応に追われている医院も多いのではないでしょうか。

大切なのは、マスコミなどの情報に踊らされることなく、先生方一人ひとりが、「歯科医師としてどう社会に貢献するのか、していきたいのか」を考え続けること、そしてご自身の哲学と良心に沿った行動をしていくことです。

そこさえぶれなければ、仕事で悩みごとが生じても、問題はそう大きくならないのではないでしょうか。

歯科医師になったのはいいけれど

② 何が向いているのかわからない

　若手の勤務医の先生から悩みを聴くことがあります。いちばん多いのは、「何が自分に向いているのかよくわからない」というものです。勤務医の先生を雇う歯科医院は、ある程度規模も大きく、患者さんも多くて、毎日忙しいところがほとんどです。

　自分の技術や知識に自信がもてないまま、漫然と仕事を「こなす」ことさえ危うい状況が続いていると、「このままでよいのだろうか」「自分には何ができるのだろう」「何が向いているのだろう」……と、ぐるぐると思い悩んでしまうようです。

　大丈夫。

　そもそも、「自分に何が向いているのか」、きちんとわかっている人なんていないと思うのです。「自分が好きなこと」、これもわかっている人は実は少ないと思います。おまけに好きなことが向いているとも限りません。

　やりたいことがあるからすばらしい、

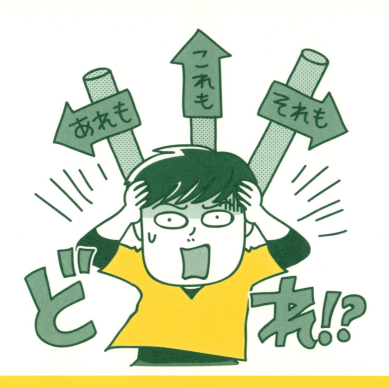

ないからダメというわけでもありません。やりたいと思っていることが、単なる現実逃避でしかないことも、意外とよくある話です。

まずは、いま自分が「何を求められているのか」を知り、それをできるようになることが肝心です。「いまの自分に、職場が求めていることはなんなのだろう？」と考えたことはあるでしょうか。いまの仕事のレベルでそれを充足できているでしょうか。

もし、その「職場が求めていること」について、自分は耐えられないと感じるのであれば、そこで働き続けることは双方にとって幸せとはいえないでしょう。しかし、求められているのは、ほんの少しハードルが高いだけであることがほとんどであるようです。

「自分に求められていることを理解し、それを十分に満たす」ことに注力することから始めましょう。悩んでいても技術は向上しませんからね。

歯科医師になったのはいいけれど

3

そもそも
人と目が合わせられない!?

　歯科医師の仕事は、専門職であり技術職です。

　同時に、歯科医師は『対人援助職』でもあります。『対人援助職』とは、医療・保健・社会福祉・介護・教育などの専門知識・技術を使って、人を援助する仕事を指します。これらの仕事は、一人で行うものではなく、多職種連携も含めたチームで行いますから、高いコミュニケーション能力が必要になってきます。

　また、対人援助職の特徴として、「対人ストレスが高い」ことが挙げられます。コミュニケーション能力を高め、自身のSOSを適切に表に出せることは、メンタルの維持にとっても非常に重要といえます。

　「うまく話せない」「知らない人と目を合わせるのが苦手」「人に頼るのが苦手」。自分はそのような性格だから……と悩む人も多いのですが、これは性格の問題ではありません。コミュニケーションは「技術」です。

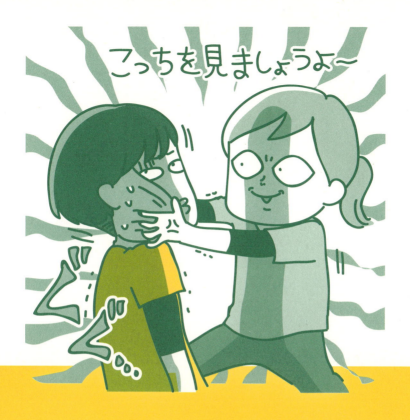

学んで訓練することで、ある程度できるようになります。

まずは、自分の仕事にとって、「コミュニケーション能力の向上」は必要不可欠であることをしっかり理解しておきましょう。そして、「コミュニケーションの9割は見た目と態度で決まる」ことを知っておくことです。

信頼される見た目や態度とはなんでしょうか。

苦手だから、性格だからといって、何も変えようとしないのは逃げでしかありません。それもまた人生ではありますが、結果はやはり自身で背負うしかないのです。

もし、いまの仕事のなかで、コミュニケーションの面で不具合を感じているのであれば、すぐに自分でできることから変えてみませんか。急に話し方がうまくならなくても、すぐに変えられることはたくさんあるはずです。

歯科医師になったのはいいけれど

4 そもそも「歯科衛生士」を理解していません(汗

歯科衛生士は、歯科疾患の予防及び口腔衛生の向上を図る(歯科衛生士法第一条)ことを目的に制定された専門職です。三大業務は、「歯科予防処置」「歯科診療の補助」「歯科保健指導」。

予防処置というのは、薬物塗布、機械的歯面清掃、予防的歯石除去などで、あくまでも『歯科疾患を有さない者』が対象になっています。

平成27年に歯科衛生士法が一部改正され、それまで「歯科医師の直接の指導の下に」とあったところの「直接の」が部分的に外れました。しかし、これは「歯科予防処置」に限られたものになっています。歯科衛生士による歯科医院や病院、介護施設等での行為は、たとえその内容が「歯科予防処置」と同じであっても「歯科診療の補助」になりますよ、そこは「直接の指導」が必要ですよ、ということになるのです。

つまり、歯科医院での歯科衛生士

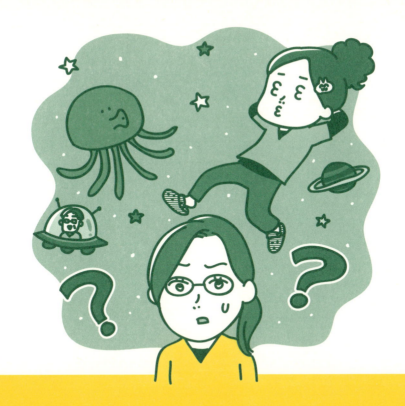

の業務は、しっかり歯科医師が管理指導してくださいね、まったくの放置はいけませんよ、ということです。

ところが、こんな話をよく耳にします。
「Pは歯科衛生士に任せているので……」
「新人教育は先輩歯科衛生士に任せているので……」
「メインテナンスは歯科衛生士に任せているので……」
この任せるという言葉が曲者で、実際には単なる放置プレーだったりすることもあるわけです。何もずっとそばにいて、つきっきりでいなければならないのではありません。しかし、個々の歯科衛生士の技量の掌握、指導や管理・教育は歯科医師の仕事であることを理解してほしいのです。

スケーリングやSRP、TBIなどは、歯科衛生士が日常的に担当する仕事ではありますが、あくまでも「歯科診療の補助」の位置づけであることを覚えておいてくださいね。

歯科医師になったのはいいけれど

5

自分の時間がなさすぎる！

　大学の教育システムが変わってきたこと、それからどんどん増えていく「必要な知識と技術の習得」のため、とくに若手の先生は、セミナーや研修、学会参加などで、ご自分の時間をなかなかもてないのではないでしょうか。

　日々必要とされる技術の習得には、やはり繰り返しの練習が欠かせません。治療の知識や技術だけでなく、保険請求やそのほかのいろいろなことも覚えなければなりません。こつこつと真面目にやっていても、目に見えて成果を感じられるようになるには時間がかかります。

　たまに、突然やる気を失ってしまう人を見かけます。「一生懸命やっても、そうでなくてもたいして変わらないのではないか？　何も自分の時間をこんなに減らしてまで……」という感覚ですね。ちょっと残念に感じてしまいます。

　そうならないために、覚えてほしい

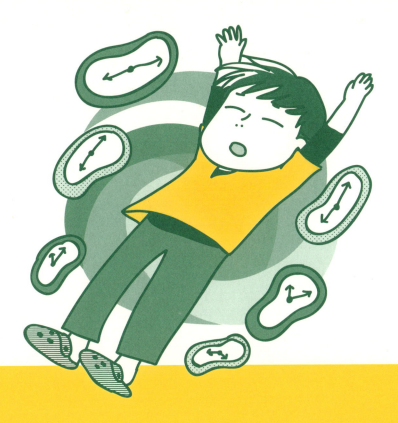

ことが2つあります。

　一つは、「なんのために学び続けるのか」という目的を自分で設定すること。あくまでも自分で決めます。できれば、具体的なものがよいですね。これがフワッとしすぎていると、すぐに気持ちが折れてしまいます。

　もう一つは、息抜きの時間を意識的に作ることです。いわゆるストレス解消です。よくストレス解消方法というと、家族や友人との食事や旅行が挙げられますが、時間もかかるし、そんなにしょっちゅうは難しいものです。

　もっと手軽に、いつでもできて、一人でもできるものをいくつかストックしておくことが効果的です。

　誰にでも1日は24時間ですが、学ぶ時間も自分の時間も意識して作らないと、どんどん流れていってしまいます。タイムマネジメントを意識していきましょう。

1

チームでは下っ端！でも「先生」

1-1 何もできなくて当たり前

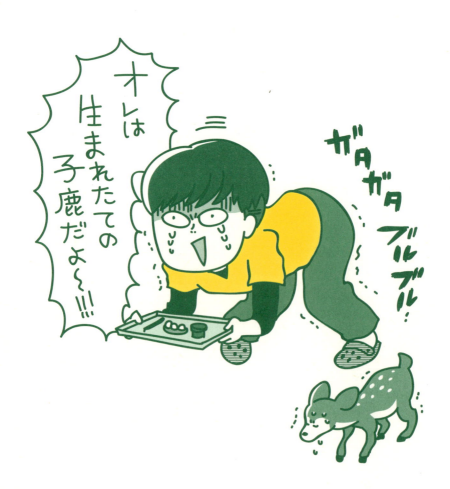

026 | 027　●チームでは下っ端！でも「先生」

【こうすれば伝わる】唐突に要求だけを突きつけるのは大人としてNG！ あいづちやクッション言葉を上手に使おう！

　研修医の期間を終えて、「勤務医」として仕事を始めると、周囲のさまざまな物事が急に大きく変化することに戸惑う人も多いのではないでしょうか。わからないことや不安なことばかりでも、スタッフからは「先生」と呼ばれ、さまざまな場面でジャッジを求められますし、指示を出す必要が出てきます。
　患者さんからすれば、初心者マークがついていようがいまいが関係ありません。それまでは、教えてもらうというスタンスで通じたかもしれませんが、これからは自分で動かなければ、何も得られないのです。

　とはいっても、初心者マークの先生を迎え入れる側は、「先生が何もできないであろう」ことは十分にわかっています。そんなにハードルが高く、厳しいわけではありません。ただ、「不安な点やわからないことは自分から申し出てきて当然だ」とは考えています。
　「どうした？　どこかわからないところはあるか？」なんてことをいちいち聞いてくれません。忙しいですから。

　なので、何も聞いてこなければ、また確認してこなければ、「理解できているもの」「できるもの」と判断され、どんどん先に進んでいきます。
　聞くことを戸惑っていたり、理解していないまま仕事を進めることは、トラブルのもとです。自分勝手に判断することで、取り返しがつかなくなることもあります。わからないのに、「わかったふりをする」のは、みんながいちばん嫌がることです。

　たとえ初心者マークの勤務医でも、学生さんとは違います。自分から積極的に学ぼうとする姿勢が何より重要です。一日でも早く初心者マークが外れることは、医院全体が望んでいることでもあります。積極的に学ぶ姿勢がわかれば、きっと周囲はサポートしてくれますよ。

1-2 変なプライドは捨てよう

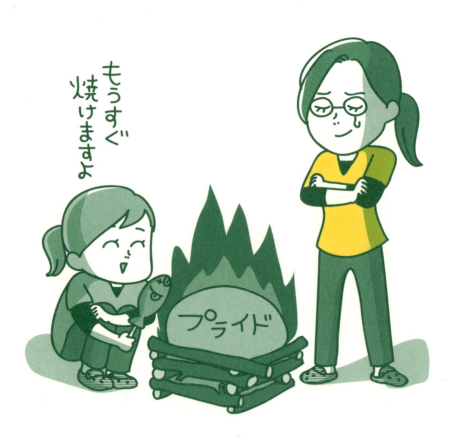

028 | 029　▶ チームでは下っ端！でも「先生」

【こうすれば伝わる】「当たり前！」と思わず、小さなことでもきちんと感謝の言葉を口に出せば、場がよくなることを忘れないで

　歯科治療は、歯科医師一人だけではできません。そこでいっしょに働くスタッフさんに協力してもらわなければ、仕事を全うできません。とくに、はじめのうちは周囲の「手厚い」サポートなしでは、どこに何があるのかもわかりませんし、何もできないでしょう。
　最初のうちは、スタッフも新しい先生にはかなり気を配ってくれるはずです。変なことされて迷惑を受けるのも面倒なので、何かと世話をしてくれるでしょう。

　ところが、それを「当たり前」と受け取ってしまう人がいます。「彼女たちは自分よりも下の立場なのだから、手伝って当然だ」という勘違いです。勘違いし始めると、本来であれば自分でやるべきことまで、スタッフに押しつけてしまう人もいます。
　自分のニガテなことから逃げて、スタッフに丸投げしてしまう人がいるのです。

　確かに、補助的な仕事はスタッフの仕事です。チームで治療していますから、役割分担は必要です。しかし、歯科医師がそれらの仕事を「できなくてもかまわない」「理解しておく必要はない」「丸投げしてよい」ということではありません。スタッフの力量に合わせて指示を出したり、ジャッジするのは、歯科医師の仕事です。

　スタッフはシビアな目で見ています。自分ではできない（と思われている）のにスタッフの仕事にケチをつけると……、信頼を失うばかりです。最初はスタッフにサポートを頼むことも多いでしょう。自分でもできるようになるための努力、スタッフに「教えてもらおう」とする姿勢がとても重要になってきます。

　スタッフから教えてもらうのは、気持ち的にハードルが高いかもしれません。しかし、それができる人は確実に伸びます。私が保証します。

1-3 教えてもらう

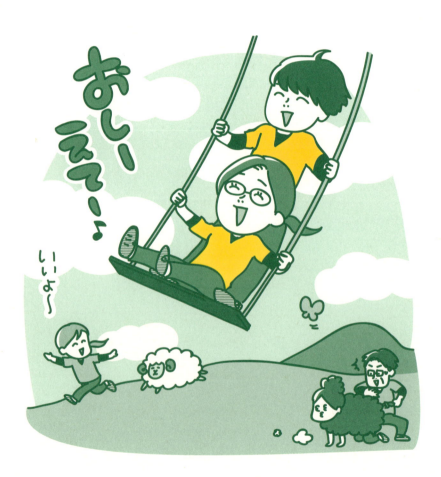

030 | 031　▶チームでは下っ端！でも「先生」

新しく入職した場合、どこに何があるのかはもちろん、右も左もわからない状態でしょう。まずは、そこからしっかりと覚えましょう。

　確かに「○○を持ってきてください」と言えば、スタッフの誰かが持ってきてくれるとは思います。それでもやはり、物のある場所くらいはきちんと覚えておく必要があります。頼んだスタッフよりも、自分のほうが必要な器具の近くにいるのであれば、自分で出すのは当然ですよね。

　たとえば、印象材を練る、セメントを練る、パノラマX線の設定など、アシスト業務は多種多様です。自分に時間があるときに、スタッフの作業を見せてもらうことは、自身のためにもたいへん重要です。消毒室や技工室で、彼女たちがどのように何を考えて作業しているのかをぜひ知ってほしいと思います。

　歯科衛生士業務についても同じです。最近は個室の診療室が増えています。とくに歯科衛生士のメインテナンスは個室対応という医院が多くなってきました。ですから、意識しないと「歯科衛生士が患者さんと何を話しているのか、どんなことをしているのか」がわからないのです。嫌がられるかもしれませんが、メインテナンスの様子を見せてもらったり、あとでそのケースについてディスカッションをしてみてください。スタッフにとっても、よい刺激になることは間違いありません。

　何度も書いていますが、先生は将来「教える・管理する立場」になります。自分ができないことやわからないことは教えられません。また、仕事の「重要性」についても理解しておくことも大切です。教えてもらうこと、知ることは、スタッフの考え方を知る一助にもなります。ぜひ知って、それをできるようになってください。

【こうすれば伝わる】会話のポイントは「さりげない気配り」と「相手に恥をかかせないこと」。相手に非があるときほど気をつけて！

1-4 練習する

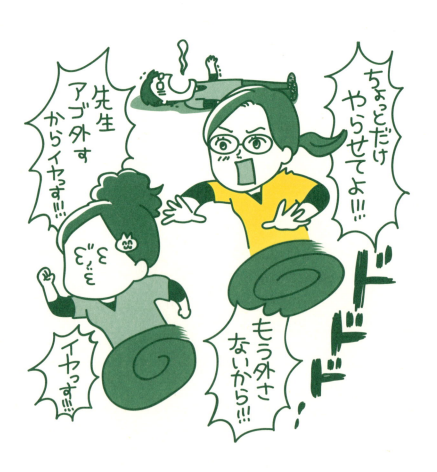

032 | 033　▶チームでは下っ端！でも「先生」

【こうすれば伝わる】こちらの常識や正義を押し付けてもなんにも変わらない。まずは相手の意見に耳を傾けて！

歯科医師の仕事は技術職です。したがって、練習が必要です。自宅でできるものもあるでしょうが、ほとんどの場合は歯科医院の器具や場所を使う必要があると思います。練習の方法や時間については、必ず上司（院長や理事長）に相談し、許可を得てください。黙って自分で勝手に行うのは禁止です。

医院の備品は医院のものであって、個人のものではありません。たとえ、消耗品や器具は自分で用意して、医院のスペースを使うだけでも、必ず上司に相談し許可を得ることが必要です。

あともう一つ、上司の許可を得たら、現場のスタッフにも必ず一言声をかけてほしいのです。たとえば、「診療後、1番のチェアーを使って、○○の練習をします」と伝えておいてほしいのです。

スタッフは後片づけの際、ほとんどは翌日の午前診療の心づもりをして帰宅します。何も聞かされていないと、翌日の準備などに迷惑がかかります。昼休みや朝の練習も同じです。

もちろん、練習の際に使ったものはきちんと元の状態に戻しておくのが基本ですが、場合によってはスタッフに消毒作業を頼む必要が出てきます。また、いくら自分で完璧に元に戻したと思っても、スタッフから見るとそうでないことも多いものです。あらかじめ、「迷惑かけます」と伝えておくだけでずいぶん違います。

スタッフは、勤務医の先生の「態度」を見ています。見られている自覚はあまりないかもしれませんが、本当によく見ています。練習を欠かさない先生のサポートは、一声かけておけば快く引き受けてくれるはずです。なぜなら、先生の技術の向上は、彼女たちにもメリットが大きいからです。

1-5 自分の職場を なんとかしたい

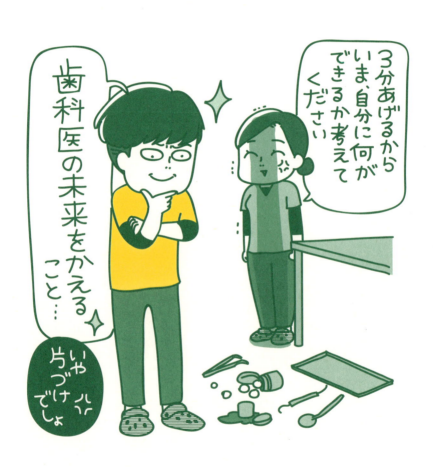

【こうすれば伝わる】聞き上手になるための第一歩は、「違いを受け入れる」ことから

職場の不満を聞くことがよくあります。不満の種類はさまざまです。医院のシステムの問題もありますし、上司のスタンスに関することもあります。また、待遇やスタッフのレベルに関する話もよく耳にします。院内のシステム、あるいはスタッフの質の問題では、よくこのような話になります。

「微力なのはわかっていますが、自分がいる間に少しでもなんとかできないものかと考えています。どうしたらよいでしょうか」

気持ちはものすごくよくわかります。しかし、いろいろあってもなくても、勤務医にできることは限られています。
何度も書いていますが、まずは自分に求められていることをしっかりできるようになることです。次に、自分に何ができるのかを考えるのが正しい順番です。

もし、その医院に長く勤めたい、職場環境を改善したいという思いがあるのなら、決して急がないことです。問題があったり、改善すべき箇所が多いといっても、いまの状況はなんらかの理由があって、たどり着いた「結果」でもあるからです。もちろん、その理由には「消極的選択」も含まれているでしょう。そこをよくわからないままに「いま」だけを切り取って、真正面から「問題があるので改善すべき」というのでは、たとえそれが正しいことであっても、なかなか受け入れられるものではありません。

まずは、自分でできることから始めましょう。医院のシステムへの改善案を「自分（自身）へのダメ出し」としか受け取れない院長も世の中には多いものです。まずは、患者さんやスタッフと信頼関係を築き、医院にとってなくてはならない歯科医師になりましょう。そこからでも決して遅くありません。

教えて松本先生!
歯科医師になって最初にやらないといけないことってなんでしょうか？

　ずばり「アシスト業務」だね。アシスト業務が重要な理由は2つ。一つは、杉元さんも書いているように、アシスト業務がわかっていないと、将来経営者になったときに教えることができないから。自分以上に上手なアシスト業務ができるスタッフになんて育つわけがないよ。

　歯科医師なら、一歩進んで材料の組成や特徴などもしっかりと理解したうえで、アシスト業務をできるようになってほしいと思うね。バックヤードの器械だってそうだよ。メカニズムも理解していないようでは、将来自分が開業したときに困るよ。

　教えてもらうためには、スタッフに対して、ギブアンドテイクを考えること。掃除を手伝ったり、物がなかったら、ちょっと気を利かせてもってきたり。俗にいうサブアシストを率先してやることだね。

　教わるには教わる「態度」が大事。もしかしたらスタッフから教わることに対して、ちょっとしたわだかまりの感情をもっている人がいるかもしれないけど、人に物を教わるときにプライドをもって教わっても、うまくいかないことを念頭においてほしいね。

　もう一つは、アシスタントって実は特等席で、技術を習得できるポジションなんだよね。いわば、お立ち台のポジション。研修医や勤務医の時期って、上の先生の手技を見学することがあると思うけど、あれって見えないよね。後ろから見ているんだから。でもアシスタントにつくとよく見える。

　アシスタントにつくというのは、実は「お立ち台チケット」を買っていることと同じ。これを知らない先生が多すぎるんじゃないかな。一日でも早く成長したい、技術を身につけたいと考えているのであれば、アシスト業務をしない選択があるわけがないね。

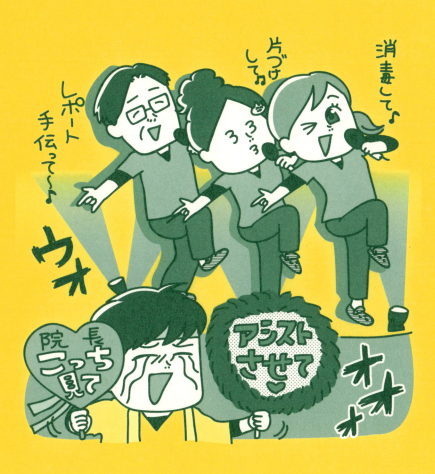

おばさんベテランスタッフさん

この人がチーフなら、全面的に頼ってヨシ！　チーフでなければスタッフ間の人間関係のバランスをよく見て接するのがポイント。患者さん情報もたくさんもっているのは間違いないのでいろいろ教えてもらいましょう。

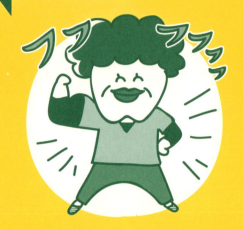

難関スタッフ山

ツレノリ新人スタッフちゃん

自分と同じような状況の新人さんは、ついつい「仲間感覚」で接してしまいがち。立場の違いを明確に線引きするためには、言葉づかいがポイントです。仕事の不安などを共有しつつ、いっしょに成長していきましょう。

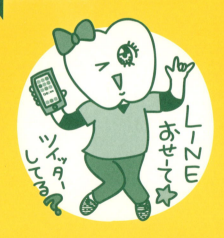

中堅実力スタッフさん

現場でいちばんいっしょにいる可能性が高いスタッフさんかもしれません。さまざまな場面でサポートしてくれるはず。任せっぱなしにしないで、積極的にノウハウを盗んでいきましょう。「ありがとう」の言葉かけも忘れずにね。

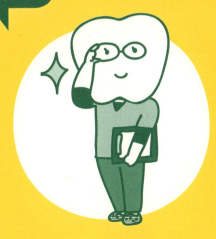

を攻略せよ！

事務・受付さん

仕事の全容がもっとも見えにくいわりに、実は歯科医院の司令塔的役割を果たしている。気づかないうちに迷惑をかけていて、知らないうちにフォローされていることが多いはず。感謝の気持ちはきちんと言葉に出すのが重要です！

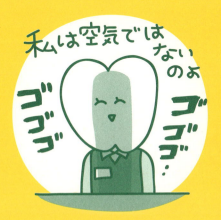

2

スタッフと
どう向き
合うか

2-1

スタッフのホンネ
その1

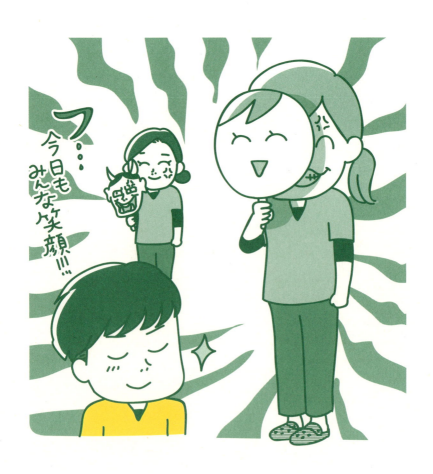

042 | 043　▶ スタッフとどう向き合うか

スタッフは、ひそかに勤務医をジャッジしています。彼女たちはどんな先生を「よい先生」というのでしょうか。

まずは、時間どおりに決められた仕事が終わる先生です。ほとんどの歯科医院は予約制になっていて、あらかじめ患者さんの治療内容と時間が決められています。これをきちんと守る先生が、スタッフには喜ばれます。

スタッフは「時間どおりに患者さんをスムーズに治療する」ことを最も重視しています。お待たせすることは、最も嫌がります。患者さんに謝るのは彼女たちの仕事ですし、クレームを受けるのも彼女たちの仕事になるからです。また、時間管理だけは、スタッフの努力では、何とかすることが難しいのです。

時間どおりスムーズに治療を進めるには、3つのポイントがあります。
1つは、普段から時間を気にして仕事ができているかどうかです。確保してあった時間をはるかに超えているのに、予定外の歯まで「ついでなので」と治療してしまうようでは、そもそも「予約時間は歯科医院にも患者さんにも大切」という感覚に欠けています。
2つめは、自身の力量を正確に把握しているかどうかです。予約時間の設定そのものが間違っていると、必然的に時間はオーバーします。
3つめは、適切なタイミングでヘルプを求めることができるかどうかです。

臨床では想定外の事態が起こります。自分の力で解決できない状況になったときに、不必要な時間と負担を患者さんに与えないように、自分で何とかしようともがくのではなく、しっかりとヘルプを求めることが大切です。
時間を大切にするのは、相手を大切にすることにもつながります。

【こうすれば伝わる】しまった！言いすぎた！……そんなときは翌日の朝いちばんにリカバーを！「とにかく先に謝る！」が鉄則

2-2

スタッフのホンネ
その2

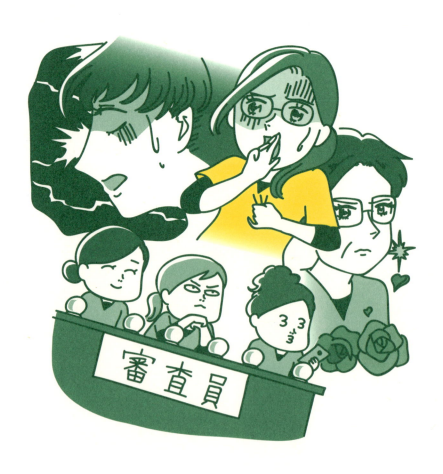

▶ スタッフとどう向き合うか

【こうすれば伝わる】嫌われたらどうしよう……と思って言いたいことを言わないのは、いちばんよくないこと。でも言い方は大事！

　スタッフは、ひそかに勤務医をジャッジしています。スタッフから見て、仕事への態度に真摯さが感じられない先生は、スタッフの信頼を得ることはできません。
- 時間にルーズ
- 道具を大事に扱わない
- ちっとも勉強しているようにみえない
- 調子のよいときだけ、ヘラヘラしている
- 叱られたら、スタッフに八つ当たりしてくる

　信頼を失うと、ほとんどの場合、ぬるく放置されてしまうことになります。「ぬるく放置」されるほど恐ろしいことはありません。普段は知らない顔で最低限のフォローはしてくれるでしょう。でもそれは、自分たちが迷惑を受けるのが嫌だからです。仕方なしにしているだけです。
　ですから、勤務医の先生は、気がつかないかもしれません。あるいは「スタッフの能力に問題があるだけなのかも」と考えてしまう可能性もあるでしょう。困ったとき、ヘルプしてほしいときにふと周囲をみても、誰も手を差し伸べてこない事態になってしまうのです。なぜかそんなときに限って、みんななにやら忙しそうで、気がついてもらえないのです。

　確かに、歯科医師のアシストやフォローは、スタッフの重要な仕事の一つです。しかし、同じフォローをするなら、尊敬でき、自分たちの仕事の重要性を理解し、認めてくれている先生を全力でフォローしたいと考えています。そうでない先生は、「必要最低限でいいや」と思ってしまうものなのです。
　たとえ、最初のうちはいろいろできないことが多く、周囲に迷惑をかけていたとしても、真面目にコツコツと努力する先生のことは、必ず誰かがフォローしてくれます。
　気づかないうちに「ぬるく放置」されていませんか？

2-3 歯科医師とスタッフは「視点」が違う

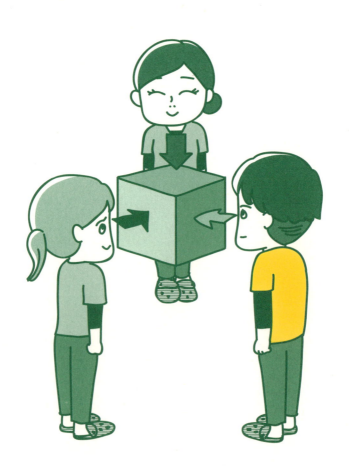

【こうすれば伝わる】論理的でも間違っていないことでも、相手の神経を逆撫でしてしまう言い方では、一ミリも伝わらないもの

　以前、勤務医やスタッフが定着せずに悩んでいた院長先生が、こんなことをおっしゃっていました。「医院に自分があと5人いれば（何の問題も起きないのに）……」
　気持ちは痛いほどわかります。自分が6人ならお互いに考えていることはわかりますし（本人ですからね！）、余計な指示出しも必要なくなります。仕事もスムーズにいくでしょう。
　しかし、当たり前ですが、そんなことはできませんし、もし仮にできたとしても、「歯科医師ばかりでは視点が固定されてしまう心配があるよね」と私は考えています。

　歯科医師と歯科衛生士、歯科助手、受付事務のスタッフは、1人の患者さんをみるときでも、それぞれ違った視点からみています。これはとても大切なことです。なぜ大切なのか、それには理由が2つあります。
　一つは、「思い込みや見落としを少しでもなくす」ためです。視点が固定されていると、どうしても見落としが出てきます。複数チェックは、どのような仕事でもやはり重要です。
　もう一つは、いろいろな視点で一人の患者さんを診ることは、お仕着せでなく、一人ひとりにフィットした「よりよい治療のための提案」を可能にするからです。

　歯科医師や歯科衛生士は、ともすると最善の治療効果を求めるあまり、患者さんの個人的な都合や気持ちを二の次にしてしまうことがあります。これではせっかくよい治療を行っても、満足度は上がりません。
　歯科助手や受付のスタッフは、患者さんの人物像や家族、生活背景など、それぞれの「事情」をよく知っています。現状を把握し、まずは患者さんの想いに気づくこと、いろいろな視点からの意見を出し合うことが、満足度の高い治療への近道だと考えています。

将来を踏まえて スタッフと向き合う意味

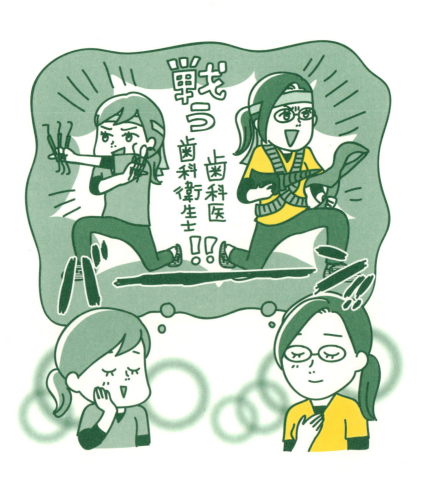

【こうすれば伝わる】たいへんでしたね……共感を表す言葉の代表！ 患者さんにもスタッフにも幅広く使えます。感情もたっぷり込めて

　ほとんどの先生は、最初どこかの「勤務医」として、歯科医業に従事することになります。そこで仕事を覚えながら、自分の技術を磨き、知識を深めていきます。
　歯科衛生士や歯科助手、受付や事務スタッフは、同僚であり、同じように給与をもらって働いている、いわば仲間になります。

　スタッフとは、どのようなかかわり方をしていますか。たまに愚痴を言い合ったり、食事に行ったりする程度でしょうか。昼休みに少し話をする程度ですか。それとも、アシストについてもらうだけで、とくに接点はないでしょうか。

　確かに、ご自身のことで忙しいのはとてもよくわかります。スタッフは女性ばかりの医院がほとんどなので、あまり深入りして面倒なことに巻き込まれるのも困りますよね。

　しかし、もし将来開業を視野に入れているのであれば、マネジメントの視点をもって、スタッフとかかわってほしいのです。あくまでも「視点」の話です。実際にどう立ち回るのか、あるいは立ち回らないのかは、また別の問題になってきます。患者さんにもいろいろな人がいるように、スタッフにもいろいろな人がいます。いろいろな人の考え方や価値観を知るには、やはりできるだけたくさんの「ケース」を見て考えることが大切です。

　面倒だから、あるいは苦手だからといって、できるだけかかわらないでいる、その場をやりすごすのは、貴重な体験を自分から放棄してしまっているのと同じです。スタッフとどう向き合うのか。その答えは一つではありません。なぜなら、人は人の数だけ違うからです。
　ぜひ、「マネジメントの視線」をもって、スタッフと向き合ってください。きっと将来の役に立ちます。

2-5 指示を出すコツ

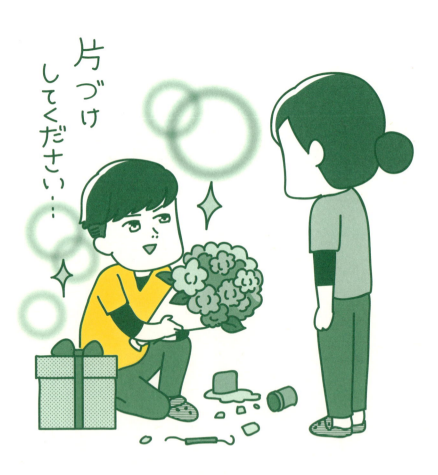

【こうすれば伝わる】 心配ですね……相手の顔をしっかり見てゆっくりと話すのがコツ。自分の表情と感情表現にも気をつけて

　日々の仕事のなかで、スタッフに指示を出すことがあります。何かを持ってきてもらったりするだけでなく、時間と手間がかかる仕事を頼むこともあると思います。どんな指示でもみんながニコニコ、サクサクと動いてくれればよいのですが、なかなかそうもいかないので、ちょっとした工夫が必要になってきます。

　一つは、スタッフの目線で考えてみることです。「どんな反応をするかな？」と想像してみましょう。当たり前ですが、同じ内容でも相手によって反応が違ってきます。嫌がりそうだと思うスタッフに指示するときは、必ず「なぜこの仕事を頼むのか」という理由と、「本人にとってプラスになること」をセットで伝えるようにします。

　喜んで引き受けてくれる相手には、感謝の気持ちを言葉に出すだけで十分かもしれません。感謝の気持ちを言葉にするときには、できるだけライトに率直に伝えるのもポイントの一つです。あまり大げさだとかえって負担になったり、嘘くささを感じる人もいるからです。

　もう一つは、指示のあともこちらからきちんと働きかけることです。指示のあとはほったらかしというのでは、スタッフの「やらされ感」がアップします。期限を設けるのはもちろん、途中で進捗状況を確認するようにします。
　たまに、期限も報告方法も伝えずに放置しておいて、いきなり「報告がない」と怒り出す人もいるようですが、いちばんやってはいけないことです。

　「わからなければ、聞いてくれればいいのに……」。そう感じてしまうこともあるかもしれません。しかし、スタッフが動かないのは、指示の出し方に問題があるのかもしれないという視点をもっておいて損はありません。いろいろ工夫してみてくださいね。

教えて松本先生！

若手のころ、スタッフとどのように向き合っていましたか？

　僕は卒後2年で開業したから、若手というと勤務医時代＋開業当初を指すと思うのだけど、超若手のころは、とにかくスタッフに教わるというスタンスだったね。36ページでも話したけど、お立ち台のチケットをゲットして、院長から教わるんじゃなくて、アシスタントから次のキューが出てくればこう、その次はこう、と教わっていく毎日だったね。

　もちろん、ギブアンドテイクの精神は、忘れないで実践していたよ。人はふとした瞬間に意識がそれたり、集中が途切れたりして、本来100の力があっても、それが80や70になってしまうときがある。そのときに失敗したりするものなんだ。そして、それって実はスタッフのちょっとしたタイミングのずれだったりすることが多かったりもする。

　それを理解してスタッフを指導して失敗を減らしていくためにも、自分がアシスト業務をきちんとできるようになるのは大事だね。何度も言っているけど、自分ができないことは教えられないからね。

　開業してからは、スタッフには「僕の応援団になってほしい」と言葉に出して、お願いするようにしている。それに加えて、主従の関係を明確にするために工夫もしているよ。朝の挨拶でも、スタッフには必ず「おはようございます。今日も1日お願いします」と言ってねと伝えている。これで主従がきちんとするでしょう。主は従を守る責任があるからね。

　若いうちは本当に患者のことだけ考えていればいい。患者のことだけ考えて、邁進していくためには、主従の関係をきちんと整えておくことが大事だし、そこに振り回されないことが重要だと思って関係性を構築してきたといえるかもしれないね。

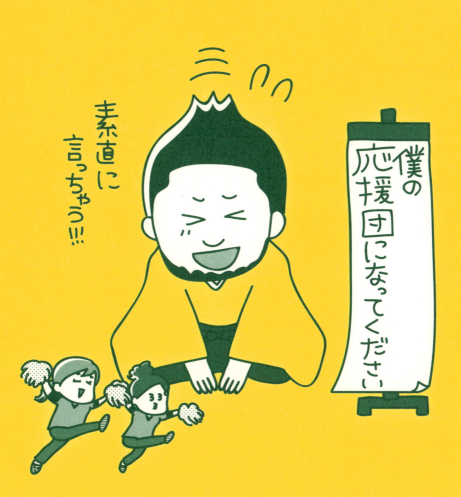

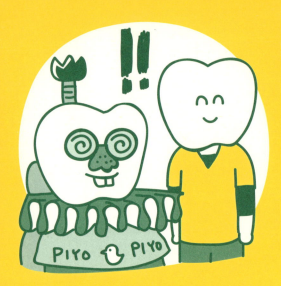

ほんとにいろんな人がいる

世間には自分の想定の範囲をはるかに超えるいろんな人がいます。いままでの自分の人生のなかでは、まったく出会うことがなかったタイプの人に遭遇したとき、「ありえない」「考えられない」と切り捨ててしまっては、その出会いから何も学ぶことはできません。その人の立場をいろいろと想像してみることが大切ですよ。

患者さんは「奥

バイスティックの七原則を知ろう

アメリカの社会福祉学者によって定義された対人援助にかかわる者の行動規範のこと。「個別化の原則」「意図的な感情表現の原則」「統制された情緒関与の原則」「受容の原則」「非審判的態度の原則」「自己決定の原則」「秘密保持の原則」。歯科の仕事も関係しますので、詳しいことは調べてみてくださいね。

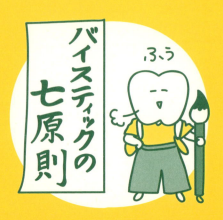

患者さんが成長させてくれるいちばんの相手

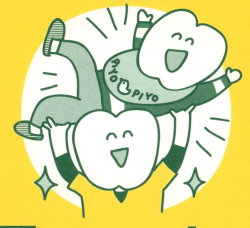

厳しい人や難しいケースでも、逃げないで正面から向き合うことが大切です。……でも、準備は怠らないでくださいね。伝え方や聴き方まできちんと考えてから対応しましょう。<mark>いきあたりばったりでは、怪我するだけで何も得られない可能性大。</mark>あとから振り返って、周囲にフィードバックももらってくださいね。

「深い」!

よくあるパターンだから大丈夫。そう大きなケースでもないから問題ない……。そう思ってしまうことが、実はいちばん危ないのです。正しいことをしていても、そう受け取られないこともあります。<mark>こちらには「よくあるケースの一つ」でも、患者さんにとってはそうではないことを常に意識して対応しましょう。</mark>

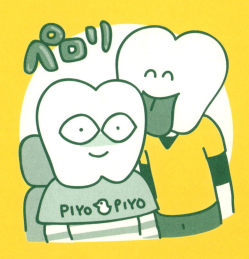

なめてかかるとハマる

3

プライベートと仕事と勉強のバランス

3-1

付き合っている人、いますか？

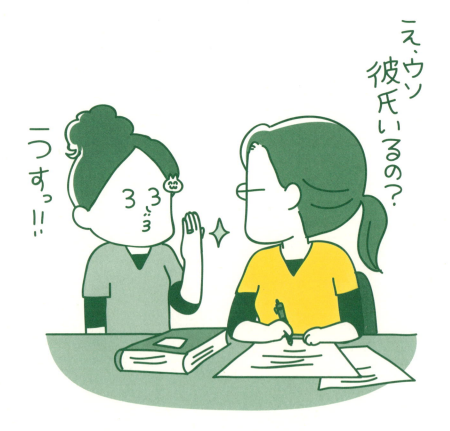

058 | 059　▶ プライベートと仕事と勉強のバランス

突然ですが、付き合っている人はいますか？
「え？　それがどうかしましたか？　仕事になんの関係があるのですか？　むしろ関係ないじゃないですか？」

はい。関係ないといえば関係ありません。「学会や研修などで忙しく、なかなかそんな時間もないよ」というのが現実かもしれませんし、「そもそも出会いもないのです」という悲痛な声も聞こえてきます。女性の先生の場合、同業者以外と「付き合ったことがない」という声もよく聞きます。

いろいろな分野のたくさんの人と仕事以外で交流をもつことは、とても大切です。さまざまな価値観をもつ人との出会いは、自分自身を成長させるよい機会になるからです。

実は、いろいろな分野の人との交流は、かなり意識して積極的に外に出ていかないと、なかなか果たせません。私たちの業界は、自分で考えている以上に狭く、意識して自分から外に出ていこうとしないと、業界オンリーの人間関係しかなくなってしまいます。自分たちの世界だけで生きていると、どんどん社会や世間との「ずれ」が生じてしまいます。これはよくありません。

歯科医師という仕事は、歯科業界の中心にいるという話をしましたね。それと同時に、歯科医師は業界のなかで、社会との接点の最前線にも位置する存在なのです。そして、社会からは「先生」と呼ばれる立場でもあります。業界のイメージを背負っているのです。
ぜひ、プライベートの充実を積極的に求めてほしいと思います。自分の小学校や中学校のときの同窓生、地域の人、趣味の仲間もよいですね。さまざまな人とつながって、世界を広げてほしいと思います。
もしかしたら、そこに「新たな出会い」があるかもしれませんからね。

3-2

忙しさに潰されないために

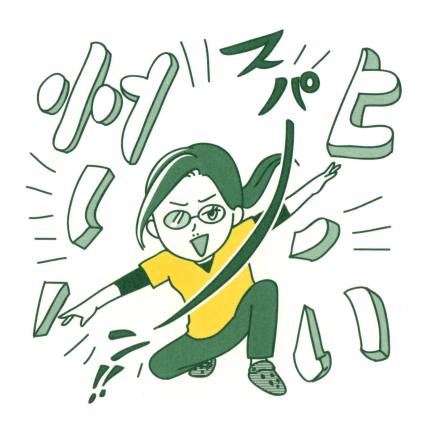

▶プライベートと仕事と勉強のバランス

【こうすれば伝わる】ありがとう（ございます）……テッパンフレーズ！ なのに使いこなせてない人多し！ 勇気をもってレギュラーに

歯科の現場はどこも忙しいものです。予約制で患者さんを診療しているところがほとんどだと思いますが、急性症状などにより、予約がなくても来院する患者さんもいます。

患者さんを時間内に治療することはもちろん、カルテを入力したり、治療計画を立てたりと、それ以外にもやらなければならないことはたくさんあります。スタッフの指導や仕事のチェックなどもあるでしょう。他にも自分の勉強や練習も必要です。ゴールが明確なものもあれば、そうでないものもあります。

「これでよし」という終わりがないものは、突き詰めていこうとすると、どれだけ時間があっても足りないと感じてしまうかもしれません。しかし、どんなに屈強な肉体と精神力をもっている人でも、休まずに走り続けることは困難です。

高校野球では、強豪校ほど計画的に生徒に練習休みの日を与えているそうです。休日はボールに触らず、勉強の遅れを取り戻したり、休養にあてるように指導しているとのこと。

結果として、普段の練習のモチベーション向上や怪我の防止につながっているようです。体力と気力の充実している10代でも意識的に休みをとることが推奨されているのですから、大人にはもっと重要だと考える必要がありますね。

よりよいパフォーマンスを少しでも長く続けていこうとするのなら、体力のある若いうちから休養を含めた自己管理は重要な仕事の一部です。どうか意識して、心も身体もしっかり休養をとってほしいと思います。

充実した仕事人生を送りながらも、志半ばで倒れてしまった先輩方を「一人も知らない」という人は、もしかしたらいないかもしれません。歯科医師という仕事はそれだけ責任も重く、たいへんな仕事なのです。

3-3

趣味ってなんだろう

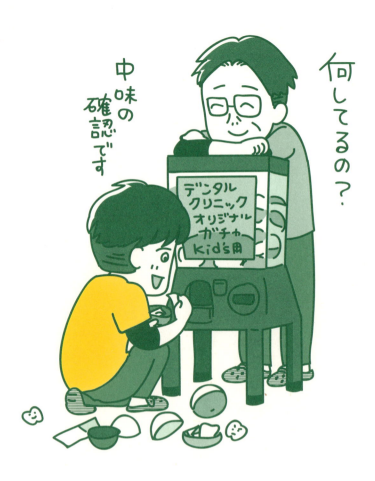

▶ プライベートと仕事と勉強のバランス

【こうすれば伝わる】おかげさまで……年長者にはともかく、後輩やスタッフに「おかげで助かった。ありがとう」と言えますか？

　メンタルの健康を維持するために、「3点保持システム」をお勧めしています。メンタルの健康のためには、「自分が自分のままでいられる場所」が必要不可欠です。3点保持のうちの2つは、仕事場と家庭を指しています。

　この仕事場と家庭のどちらか一つでも、「自分が自分のままでいられる場所」であれば、そう大きな問題は出てきません。しかし、実際には両方ともストレスになっている人も多いのではないでしょうか。
　とくに、歯科は仕事と家庭の境界線があやふやな人が多い業界といえます。仕事場と家が隣接している人も多いですし、仕事場のなかに家族がいるという人も少なくありません。自宅に事務仕事などを持ち帰る人も多いでしょう。

　実は、ストレスがあること自体は、そう悪いことではありません。また、まったくのノンストレスというのも現実的な話ではありません。ストレス自体をなくそうとしても、なくなるものでもありません。つまり、ストレスは上手に付き合うことが大切なのです。

　そこで、3点保持システムの最後の一つがより重要になってきます。人は仕事場でも家庭でも、それぞれの役割を担っています。仕事場では「先生」、家庭では「父」「母」「夫」「妻」「息子」「娘」がそれにあたります。3つめの場所は、「それらの役割から解放されるようなところ」が望ましいのです。
　その意味からも、何か趣味をもつことをお勧めします。なんでもよいのです。仲間がいればよりよいですが、一人で没頭できるものもお勧めです。
　仕事や家庭は、いつも順風満帆というわけにはいかないものです。そんなときに、支えになるものがあると、気持ちのうえでも切り替えやすくなりますよ。

3-4 勉強の方向性

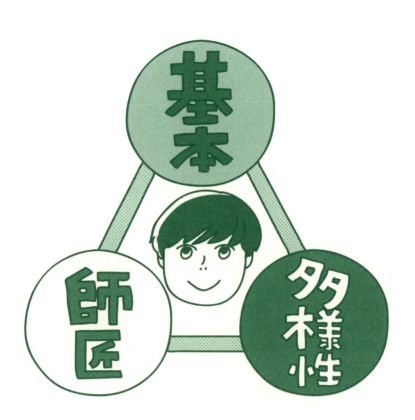

▶ プライベートと仕事と勉強のバランス

【こうすれば伝わる】いまよろしいですか？……急に要件を言わないで、まずは相手の状況を尋ねることから！ この一言は大きい

　歯科治療の分野は、とても幅が広いです。勉強し続けなければならないことはわかっていても、では実際「何から始めればよいのか」「どこから手をつければよいのか」が、わからない人も多いのではないでしょうか。

　一つの治療分野のなかで、さまざまな考え方ややり方があることも珍しくありません。また、昔といまではまるで違う考え方になっているものもあります。それだけ、まだまだ解明されていないことがあるわけですし、きっとこれからも手技も含めていろいろなものが変化していくでしょう。

　これからどのように学びを深めていくべきか悩んでいる人に、私なりのお勧めを3つ書いておきます。
　1つめは、当たり前ですが、基本を大切にすることです。どうしても、新しく派手に見えるものに興味を引きつけられると思うのですが、その新しい考え方や手技を学んで、自分のものにするには、やはり基本がしっかりしていなければならないからです。
　2つめは、「これは！」と思える師匠を探して、その先生についてしっかり学ぶことです。何も「押しかけて弟子入りしろ！」という話ではありません。著書をすべて読んで、研修会に参加するという意気込みが必要ということです。尊敬できる師匠がいる人は、みんな幸せに学び働いているものです。
　そして、3つめは、その師匠とは考え方がまったく異なる先生のやり方も、頭から否定するのではなく、きちんと学ぶということです。これはものすごく重要です。

　もちろん、これが唯一の正解というわけではありません。最初のうちは試行錯誤でよいと思います。ぜひいろいろな人に相談して、自分なりの勉強の方向性を探ってほしいと思います。

3-5 親との関係

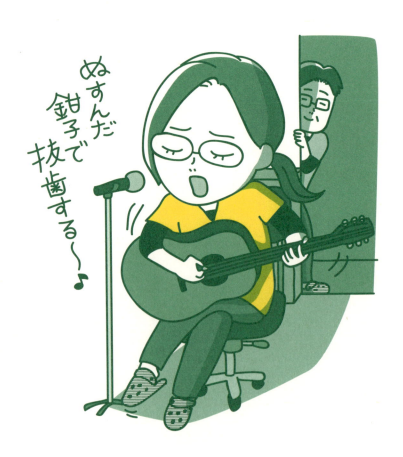

▶ プライベートと仕事と勉強のバランス

【こうすれば伝わる】 たとえば（どんなことですか）？……相手との会話がいきづまりそうになったら、このフレーズで会話を深めてみて

　親との関係は、どんな仕事に従事していても悩ましいものです。歯科医院の二代目、三代目になってくると、それぞれの仕事へのスタンスや考え方の違いもありますし、継承の問題も無視できません。とくに、この20年ほどの変化の速さは、ジェネレーションギャップを大きくしている要因の一つだと思います。
　また、初代の先生には、二代目、三代目の先生方とはまた違う種類の悩みがあるものです。親の期待の重さを負担に感じることも多いでしょう。

　親子関係の難しさはいろいろありますが、問題の原因はほとんど「親は、子どもをコントロールしようとする。子どもは、親の意見に逆らうと自身が苦しくなる」ことにあるようです。
　親は、たいていの場合でよかれと思って、子どもを無意識のうちにコントロールしようとしてしまうものです。それを「愛情」だと思っている親が多いからです。
　子どもは、それに逆らうようなことを考える自分がもしかしたら間違っているのではないか、と感じて苦しくなります。黙って従うことばかりが続くと、「本当は自分が何を望んでいるのか」がわからなくなってしまうこともありますし、何かあると親のせいだと考えたりするようにもなってしまいます。

　確かに、学校に通わせてもらったり、親が心配してくれるという事実に感謝することは大切です。しかし、それと「親の言うようにしなければならない」とはイコールになりません。自分の行動はあくまでも自分で決定するものだからです（不本意な決定だったとしても、最終的に決めたのはあくまでも自分です）。

　親子関係の問題解決の糸口は、自分の気持ちをゆっくりと整理して、それを言葉にしてみることから始まります。

教えて松本先生!
プライベートと仕事の関係性って重要ですか?

僕は、幸せってつかみ取ってくるものじゃなくて、分け与えるものだと考えている。自分の幸せってなんだろう、何を分け与えたいと考えているんだろうと考えたときに、「歯科医療のミッションのなかでの笑顔」というのが出てきた。僕はそのために全国を飛び回っているといってもいいかな。

若い世代の先生には、プライベートもすべて自身のミッションのために捧げてほしいと考えている。それができるのは若いうちだけ。歳取ってからじゃできないよ。僕は開業時に、10年後には外に出てレクチャーができるようになろうと決めて、毎週、木・土・日曜は勉強していた。水曜の夜出ていって、木曜日講演を聞いて帰ってきて、金曜日診療してから夜出ていって、土・日曜にまた別のレクチャーを受けて帰ってきていた。我ながらよくやったと思うよ。

家族は呆れていたし、きっと心配もしていたと思うけど、黙ってくれていた。それは夢を理解して、応援してくれていたから。夢は語らないと伝わらないし、それに向かってひたすら突き進もうと努力している姿を見せれば、応援団になってくれると思っている。

いまの歳になってからは、家族との時間を大切にするようになったし、意識するようになったけど、それは自分自身にもう時間がないという気持ちが大きいね。あとはプライベートの充実が仕事にもたらす影響も大きいと感じているね。

若いうちでも自分を応援してくれる大切な人との時間は必要だよ。ただ、何も長い時間をいっしょに過ごせばよいわけじゃない。時空は飛び越えられるからね。昨日には誰も戻れないけれど、昨日という空間を共有はできる。いっしょに過ごす時間が短くても、時空を共有する努力は必要だと思うね。

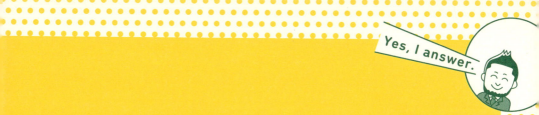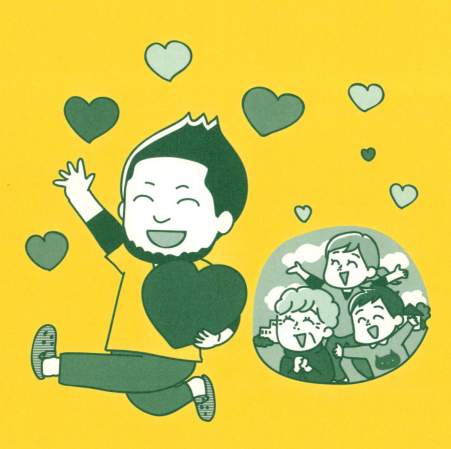

そうたくさんある話ではないのですが、「歯科医師をやめたい」という相談を受けることがあります。自分は臨床に向いていないのではないか、本当はもっと違う仕事につきたかったなど、不本意なまま患者さんと向き合うことは、患者さんにも申し訳ない、違う生き方を選択したいという相談です。

私が話すことは決まっています。

「たとえ臨床からすっかり離れてしまったとしても、歯科医師であることからは逃れられないですよ」

なんだかちょっと厳しい話かもしれませんね。実際に臨床から離れて、さまざまな仕事をされている先生は多いです。しかし、歯科医師であることは、やめたくてもやめられません。先生がどのような職に就こうとも、たとえどんな職に就こうとも、社会はそれを「歯科医師の〇〇先生」の活動の一部として認識します。

たとえば、何かネガティブな話題で世間をにぎわせてしまったとき、歯科医療とはまったく違う分野の出来事だとしても、「歯科医師の〇〇」として報道され、叩かれることは目に見えています。

この視線からはもう逃れられません。それだけ歯科医師は、責任のある重要な仕事の「国家資格」なのだと思います。世間からは、「高いモラル」も求められます。

それが「先生と呼ばれる」仕事の宿命ではないでしょうか。

臨床に従事しないという選択はもちろんあると思います。歯科医師としていろいろな生き方があるのはよいことだとも思っています。しかし、それは「歯科医師をやめる」こととは違います。先生は死ぬまで「歯科医師である」ことを、ちょっと頭の隅においてほしいと思います。

歯科医師をやめたい？

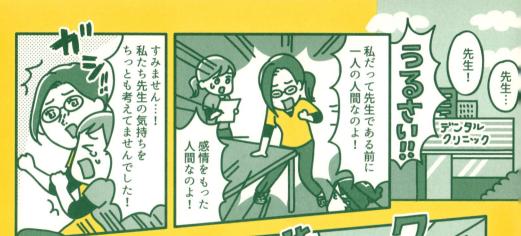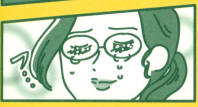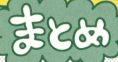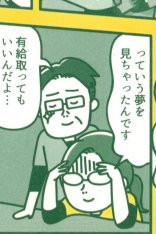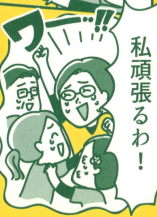

「マイスター」という言葉は、もともとはドイツの職能訓練制度（徒弟制度）における最高位のことを指します。いまはもう少し広い意味で使われていて、修行を積んだ職人のなかの名人、熟練した職人のことをマイスターなどと呼んだりします。

歯科医師は「職人」としての側面がかなり大きいと私は考えています。責任ある立場になってくると、実はそうじゃない部分もかなりあるのですが、やはり技術職人であることは間違いないでしょう。

職人とは、基本的に地味なものです。マイスターになるには、やはり修行が必要です。修行は決して即席のものでは叶いませんし、終わりがないともいえるでしょう。最初はお金もそんなに儲かりませんし（ずっと儲からない人もいます）、自分の時間も少ないものです。

世の中にはいろいろな「職人」がいます。どんな職人でも、修行の時期は自分なりの明確な目的があること、素直で真面目に取り組むことが、より重要になってきます。そうでないと続けていくのは、難しいかもしれません。

ここ数年、勤務医のサラリーマン化が進んでいるように感じます。どう仕事に向き合うかは、それぞれが考えていくことだとは思いますが、せっかく「マイスター」をめざせる仕事です。そして、それが叶うかどうかは、すべて自分自身の「戦略」にかかっていると私は考えています。そう思うと、若い時期に目的をもたず仕事に従事するのは、少しもったいない気がするのです。

真の意味でのマイスターになるには、本人の努力はもちろんですが、家族やスタッフなど、周囲のサポートも必要になってきます。マイスターをめざす先生方を側面からサポートしていきたい、と考えている私です。

歯科医師は「マイスター」

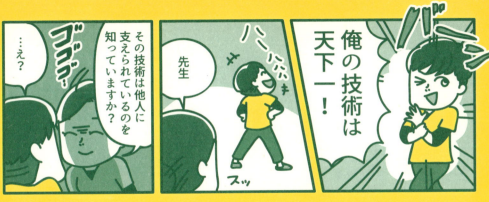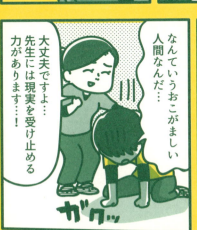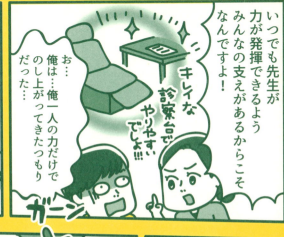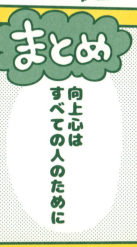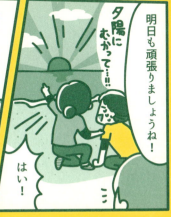

いままでは、臨床に出たほとんどの先生方が、「経営者」＝院長をめざしていました。なんとなくそれが当たり前だと、みんなが考えていた部分もあるかと思います。時代の変革とともに、みんなが経営者になる時代ではなくなってきているとは思いますが、それでも多くの先生が開業をめざして、勤務医時代を過ごすのではないかと考えます。

勤務医時代は、自分のことに注力していればよかったかもしれませんが、いざ経営者となるとそうもいってはいられなくなります。職人であるという側面はそのままに、経営者として、あるいは現場のマネージャーとして、それからスタッフの教育者として、さまざまな顔を使い分けることが必要になってきます。苦手だからといって逃げられませんし、誰か（それは何かの業務を外注するというかたちになるでしょう）にサポートをお願いすると決めたとしても、最終的な決断は自分でせねばなりません。

数年間毎日見てきた風景で、自分のなかである程度理解していると考えていても、いざとなるとどれも役に立たず、いかに自分が何も知らず、わかっていなかったことを突きつけられてしまうわけです。予想もしなかった数の決断を毎日しなければなりません。

将来、経営者として独り立ちするつもりであれば、やはり準備は必要です。自分のことだけで、精いっぱいかもしれませんが、経営やマネジメントにかかわること一つ一つについて「もし自分だったらどのように対応するか、決断するのか」と考えてみる癖をつけましょう。

将来、経営者にならなかったとしても、経営者視点でモノを考えられる人材というのは、戦力としてとても頼りになる存在ですから。

技術者⊕現場マネージャー⊕経営者⊕教育者＝院長

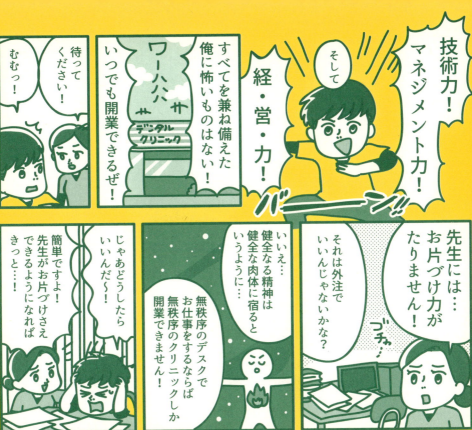

勤務先のマッチングは難しいです。歯科衛生士や歯科助手でも難しいのですから、歯科医師であればなおさらです。

勤務先を選ぶ手段は、昔と比べて格段に増えています。ほとんどの歯科医院にウェブサイトがありますので、応募前に調べられる内容も増えました。しかし、自分が希望したところに入職できるとは限りませんし、実際のところは入ってみないとわからないことが多いのはいつの時代も同じです。

勤務先の状況が思っていたのと違いすぎる、現状に不満がある、という相談は、けっこうたくさん受けます。現場のシステムやスタッフとの人間関係、給与の問題、経営者の考え方についていけない等、内容は多岐にわたります。

あれがダメだ、これが納得できない……、いろいろ不満があるのはわかります。もし、どうしても無理だとしたら、それはそこから離れるという選択しかないでしょう。しかし、それを決めてしまう前に、少し自分のことを振り返ってみませんか。

その職場に決めた最大の理由はなんだったのでしょうか？

反対に、ちょっと目をつぶったことはありませんか？

自分から行動することで、回避できたかもしれない問題はなかったでしょうか？

離れることを決めたとしても、「はい、さようなら」というわけにはいきません。自分の都合での急な退職は、患者さんにもスタッフにも迷惑がかかります。歯科業界は考えているよりも、ずっと狭い世界であることを覚えておいてください。たとえ、ほんのわずかな年月であっても、お世話になったことに変わりはありません。どんな医院にも、必ず学べることはあります。それを今後の自分に活かせるか、活かせないかは自分次第ですよ。

「上司がクソ!」と思ったときに

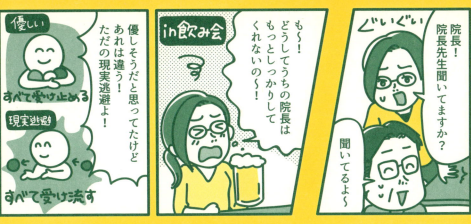
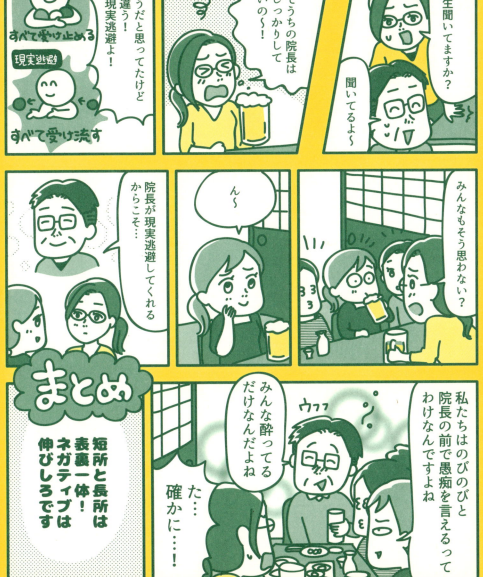

4

将来はどーする？

4-1

将来のことを見据えて

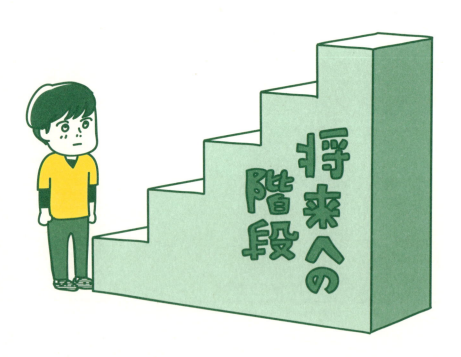

▶ 将来はどーする?

歯科医師のライセンスを取得した時点で、最短でも24歳になっています。そこから、研修医としての期間も必要です。大学に入るまで、あるいは大学に入ってから、卒業してから年数が余分にかかっている人は、もう少し歳を重ねていることになりますね。まだまだ新人気分が抜けきらないうちに、30歳を迎えてしまうのも珍しくありません。

　また、一般の会社員と違って、歯科医師はリタイアの時期は決まっていません。ご高齢になっても活躍されている先生は大勢いらっしゃいます。
　しかし、スタートの年齢が比較的高いことを考えると、バリバリと働ける年数は実はそれほど長くないといえます。

　歯科医師としての生き方は多様になっています。「開業」一つとっても、その方向性はさまざまです。昔であれば、なんとなく開業、あるいはあまり考えないで開業、あるいは継承、その後試行錯誤というスタイルでなんとかなってきたかもしれません。
　しかしそのスタイルでは、現在は相当リスクが高いといえるのではないでしょうか。昔と比較して、開業時の年齢が上がっていること、開業時に必要な資金が上昇していることが主な理由です。開業してから試行錯誤する時間が、昔と比べてほとんどないといってもよいかもしれません。

　開業するのかしないのか、あるいはどんな方向でいくのかは、できるだけ早い段階で考えておくべきです。もちろん、望んでもできることとできないことがあります。やりたい方向性が自分に向いているかどうかはもちろんわかりませんし、好きなことが得意とも限りません。意外なところに得意が潜んでいることも多いものです。将来を考えつつ、さまざまなものにトライしながら、進んでいってほしいと思います。

【こうすれば伝わる】初めてです……「知らなかった」より「初めて知りました」のほうがずっと前向きなイメージ

4-2

実はけっこう未来は開けている

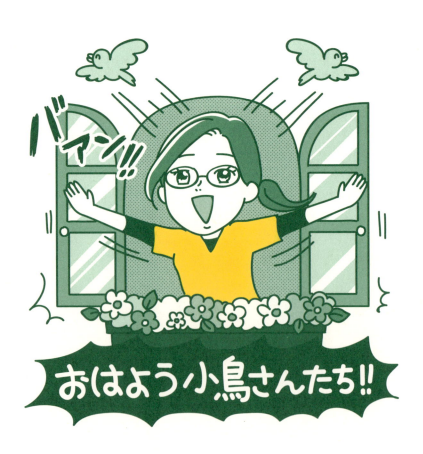

歯科業界は狭いところです。付き合いのある人としか交流していないと、どんどん自分の視野が狭くなります。「自分たちの常識が世間の常識ではない」という自覚が必要です。

　世の中の流れをしっかり捉えて、自分の頭で考え続けることをやめなければ、自分の歯科医師としての方向性は、決まっていくのではないかと考えています。国民の健康獲得・維持のために、歯科ができること、あるいは貢献できる可能性があるものは、本当にたくさんあります。

　もちろん、歯科医師一人でそのすべてをカバーするのは無理です。しかし、その未来の図を自分のなかに描くことができれば、そのなかで自分がどこで力を発揮すればよいかがクリアになります。
　先を見据えることができれば、いまのしんどさやがんばりに、意味をもたせられます。

　よく新人や若手スタッフの教育プログラムのなかで、小さな成功体験を積ませるという手法があります。確かによいのですが、歯科医師の場合は、この手法ではモチベーションを維持することはなかなか難しいと考えています。
　なぜかというと、その小さな成功体験よりも、日々巻き起こるしんどさや「やっちまった感」「げんなり感」のほうが、はるかにインパクトが強いからです。それだけ、責任ある仕事であり、またやり直しが効かない仕事であるといえるでしょう。

　未来を見据え、そしてその未来のどこに自分をおきたいのかを考えられれば、具体的に「いま自分は何をすべきなのか」がわかります。モチベーションの維持にも役立ちます。そして、その未来を考えるときには、必ずできるだけ広い視野をもつことが必要なのです。

【こうすれば伝わる】　なるほど……なんて答えたらよいのか詰まるとき、黙り込まないで、このフレーズで考える時間を作ってみよう

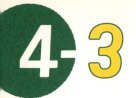

自分を縛らない

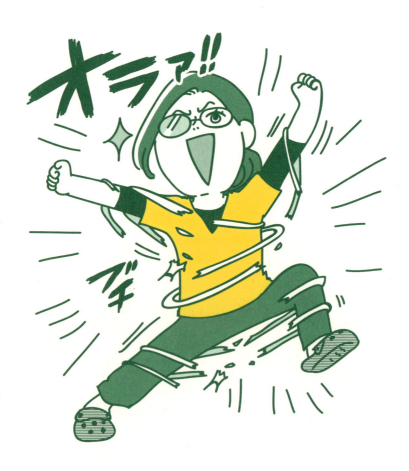

▶ 将来はどーする?

中学生や高校生のころから、もちろん大学生活の間も、自分が「どの位置にいるのか」を意識して過ごしてきた人は多いと思います。学校のランクや自分の成績などは、数字で出てきますから、結果はシビアではっきりとしています。
　学生時代10年以上も数字によるランク付けに慣れてしまっていると、その時期を過ぎてもどこかで「自分はこの程度だろう」と決めてしまっている人もいるようです。

　「自分のような者はどうせいくらがんばったって、○○ですから……」
　確かに、自分の周囲が優秀な人ばかりでは、そのように感じて落ち込むことがあるでしょう。でも、それは単なる言い訳でしかありません。「どうせいくらがんばったって……」と話す人は、ゴールを自分で決めてしまっているからです。

　ランク付けの世界というのは、固定化された価値観で動く世界です。価値観が固定化されている場合、基準がシンプルでわかりやすいという面があります。しかし、自分の位置が固定されている感覚があると、何か不都合なことがあったとき、それを周囲の責任として処理するようになっていきます。それは楽な面もありますが、同時にいま以上の成長は望めないことになってしまいます。

　現実の社会には、多種多様な価値観があります。人の数だけあるといってもよいでしょう。一方で、自分自身を常に試されるしんどさをはらんでいます。異なる価値観を認め合うことは、常に自己責任と隣り合わせだからです。
　どんな価値観をもって仕事や人生に向き合うのかは人それぞれです。しかし、もしいま自分が何かをあきらめようとしているのなら、自分を縛っている価値観から、いったん自由になるという方法もあるよ、ということは書いておきたいと思います。

【こうすれば伝わる】おそれ入りますが……頼みごと、しかも言いにくいことを頼むシーンで「すみませんが」よりも気持ちが伝わる

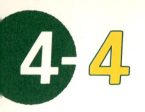

自分の未来は自分で

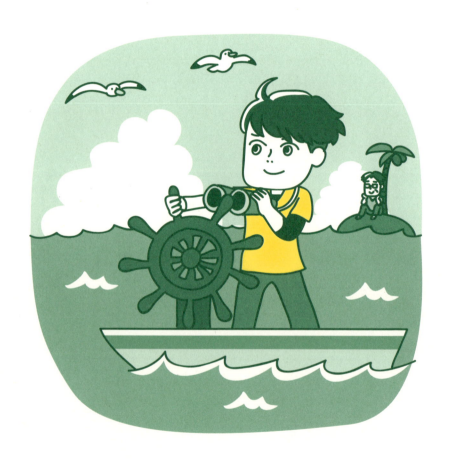

▶ 将来はどーする？

【こうすれば伝わる】申し上げにくいのですが……言いにくいのだけれど（あえて言うね）の一言で、なぜか自分が楽になるフレーズ

　ここ数年、歯科業界は大きな転換期を迎えていると感じています。その流れは年々速度を増しています。ほんの少し年代が違うだけで、感覚がまったく違うのはよくみられることです。この変化の潮流が読めない人から、どんどん時代に取り残されていくのは間違いありません。

　たくさんの先生方とお会いしますが、アンテナを張っている人とそうでない人で、これほどまで差を感じるようになるとは、私も正直予想していませんでした。
　意識してアンテナを張り続けていないと、あっという間に浦島太郎状態になります。なぜなら、普段から本当に狭いエリアで仕事をしているからです。

　情報にはいろいろなものがあります。なかには、「？」と思ってしまうものもたくさんあります。アンテナを張って、情報を集め、それを判断するのは自分自身です。

　できれば、情報はこだわりを捨て、幅広く集めるようにしてほしいと思います。混乱することも多いでしょうが、自分なりの判断を下すためには、それなりの情報量がないと方向性を見失う可能性があります。また、それだけ偏った情報もあるということです。歯科業界からの搾取を狙う人もどんどん参入してくるでしょう。それを批判しても何も始まりません。自分で判断するしかありません。

　流れが早いというのは、未来を自分でつかむチャンスが広がっていることでもあります。情報を集めて判断するのは、自分の責任です。情報から完全に扉を閉ざす手段もあるかもしれませんが、それはあまりにももったいないと思うのです。
　自分の将来は自分次第です。そして、未来はつかもうと努力した人にしかつかめません。

4-5 ケッコンのもつ意味

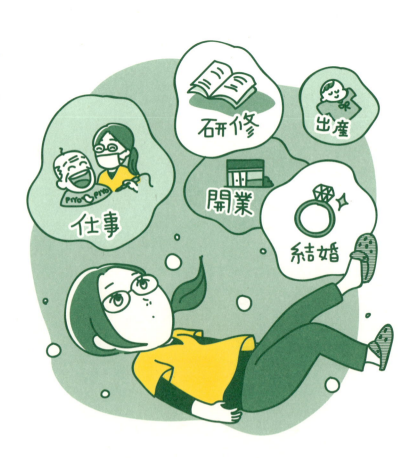

若い人の結婚年齢が、どんどん上昇しています。また、一度結婚して独身に戻る人もいますし、一度も結婚しない人も増えています。それがよいかよくないかは別ですが、今後もこの流れは止まらないと考えています。
　また、ひとくちに結婚といっても、そのスタイルは多様化しています。なんだか開業のスタイルが多様化しているのと似ていますね。どのようなかたちをとるにしても、仕事の充実がプライベートの充実とリンクしているのは間違いありません。

　結婚して家庭をもつと、まず自分だけの時間は激減します。それは、男性でも女性でも同じです。女性はとくにそう感じるかもしれません。歯科医師の仕事では、休日に研修へ出かけたり、講習会に参加することが多いです。結婚前なら、自分の好きなように予定を組めたものが、なかなかそういかなくなるのが、誰かと家族になることだったりします。子どもができればなおさらです。

　とくに女性の場合、ライフイベントの推移が、仕事の問題と直結します。何かあるごとに、自分にとって仕事とはなんなのかを考えざるを得ない状況になるといってもよいでしょう。何かをあきらめなければならないこともあるでしょうし、何もあきらめなかったとしても、自分が納得できるかどうかはまた別の問題です。

　どの道を選んでも（その選択が消極的なものだったとしても）、それは自分で選んだ道だと覚えておかなければなりません。誰かのせいにはできません。とはいっても、思うようにいかないことは多いものです。悩んでいる人にいつも送る言葉があります。

　どっちも地獄なら、がんばれそうなほうの地獄へ。
　覚悟さえ決まっていれば、どうにかなるものです。

教えて松本先生！
歯科医師の社会的責任って具体的になんなのでしょうか？

　「生活」の漢字を分解すると、「生きる」「活きる」となるでしょう。生き死にの問題と、あと社会で活躍できるかどうかという二つの言葉が入っているわけだね。

　医科がやるのは、この「生きる」のほう。そして、歯科が担っていくべきは、「活きる」のほうだね。昔の高齢者は「長生きしたい」って言っていたけど、いまの高齢者からはあんまり聞かれない言葉だよね。では、いまの高齢者はなんて言っているかというと、「ピンピンコロリがいい」と言っている。つまり、人に迷惑をかけずに終活したいと。まさに「ぎりぎりまで活きたい」わけだよ。「活き活き」と……。

　「活きる」を実現するには、歯科医療が重要な役割を担っているね。厚生労働省や経済産業省も、「フレイル」……身体的フレイルと社会的フレイルをきちんと排除しないと、国民のQOLを確保できないといっている。社会的フレイルとは自信の喪失。そのきっかけになるのは、身体的フレイルなんだ。歩けなくなったりすると、気力や活力が削がれていき、社会的フレイルにつながっていく。

　そして身体的フレイルのきっかけは、オーラルフレイルでしょう。口腔機能不全による栄養摂取不全がそういうものを引き起こしている。当たり前だよね、口は生命の入り口で、最上流に位置しているわけだから。だから歯科医療の担う役割は、実はすごく大きい。お互いにライバル視している場合じゃないんだよ。これからの治療はどんどん専門化していくのだから、一人ではなくコミュニティーを作って、仲間といっしょに仕事をしていくべきだと思っている。もちろん、課題はあるけど、社会的責任を全うするためには必要不可欠なことだと考えているよ。

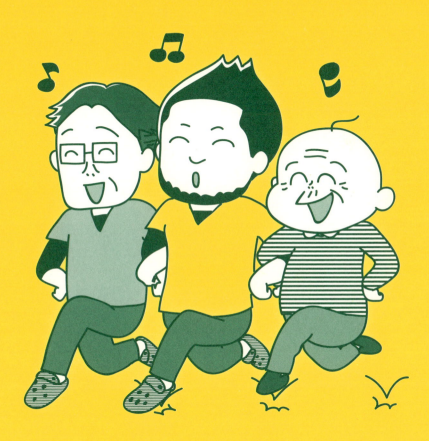
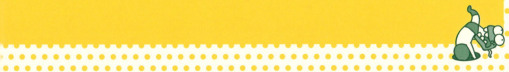

5

社会への「責任」を考える

5-1

免許をいただくということ

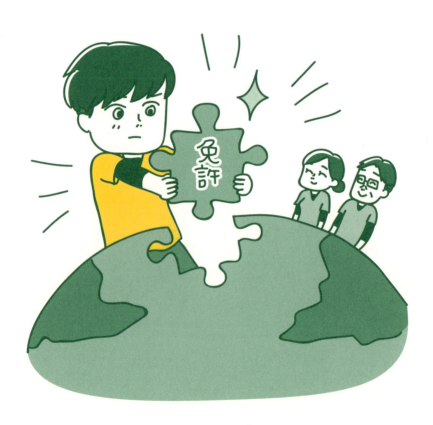

094 | 095　● 社会への「責任」を考える

【こうすれば伝わる】念のため……「もしかしたら忘れられているかも？ 伝わっていない？」そんなときには、この一言を添えて確認を

　「歯科医師免許」は、国家資格です。たいへんな思いで取得した国家資格であり、「自分ががんばったからこそ取れたもの」と思いがちです。「自分の力で取ったのだから、好きにしてもいいんじゃないか」という考えもあると思います。
　確かに本人の努力なくして、取れるものではありません。しかし、この資格は「他の人にはできない専門スキルを使って、社会に貢献しなさい」ということだと私は考えています。

　考えてみてください。当たり前のことですが、歯科医師の免許がない人は、歯を抜いたり削ったりできません。歯科治療ができるのは、歯科医師だけなのです。それは「やってもよい」「できる」だけでなく、その専門スキルを駆使して、広く国民の健康獲得・維持のために貢献する「定めを負っている」といってもよいかもしれません。

　社会的地位の高さも、「先生」と呼ばれるのも、他の仕事と比べて報酬が高い（これはそんなことはないという意見もあるかもしれませんが）のも、それだけ責任のある仕事だからこそだと思うのです。

　責任ある重要な仕事の「免許」です。そこには、生涯を通じた研鑽が求められていると思います。免許をいただいたからといって、急になんでもできるわけではないのは当然ですね。むしろ、そこからがスタートです。

　歯科医師になった経緯は、人それぞれだと思います。なかには積極的な理由もなく歯科大へ進んだ人もいるかもしれません。「生涯を通じた研鑽」などと言われるとうんざりする人もいるかもしれません。どんな経緯だとしても、仕事に対するモチベーションがどのようなものであったとしても、「免許」の重みと意味をしっかりと頭の隅においてほしいと思います。

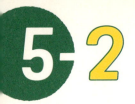

世間の視線

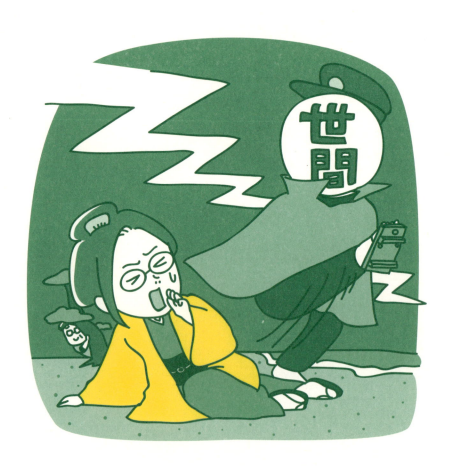

▶ 社会への「責任」を考える

【こうすれば伝わる】緊張しています……「困っている」「ドキドキしている」など、気持ちの実況中継は落ちつくための一言

　5-1で「歯科医師は、社会的地位が高い仕事である」と書きました。そのような話をすると、決まって言われることがあります。
　「そうですかね？　みんなから"歯科医師は悪いことをして、不当な利益を得ているでしょう"とか言われたりして、やってられないなと感じることがありますよ。たいへんな仕事だし、毎日一生懸命働いているのに……」

　……そうですね。ネガティブな話も実際にはよく耳にします。「どこそこの歯科医院はぼったくりだ」とか、「高い治療ばかり勧める」といった話を一度も聞いたことがない人はいないと思います。だいたい、ネガティブな話は一瞬にして広まりますが、ポジティブな話はあまり広まらないものです。

　個人的には、それだけ社会から厳しい目でジャッジされる重要な仕事であると感じています。もう一つ、普通の人からは、仕事の「中身そのもの」を正確にジャッジしにくいことがポイントだと考えています。つまり、イメージが先行するわけです。ちょっとした会話の行き違いや、見ためや態度などのコミュニケーションの問題から、ネガティブな印象を与えてしまうと、取り返しのつかないことになる可能性が大きいともいえるでしょう。

　「確かにひどいヤツもいるが、そんなヤツとはいっしょにされたくない！」と思われるのも無理はありません。しかし、社会というものはイメージ（時にそれはマスコミなどで操作されるものです）で、「歯科医師は○○」とすべてをいっしょにしてしまうのです。

　一人ひとりの患者さんにとにかく誠実に向き合うことで、「○○だと思っていたけれど、ここの先生は全然違うね」と信頼を得ていくしか方法はないと思っています。

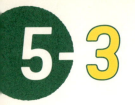

歯科業界というヒエラルキー

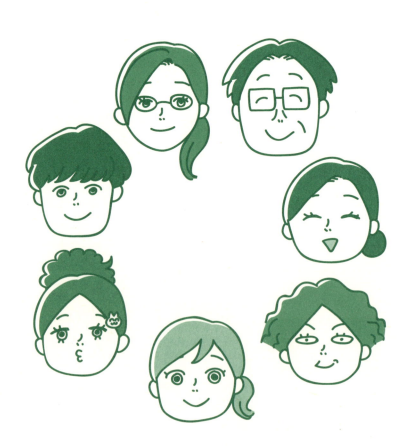

▶ 社会への「責任」を考える

【こうすれば伝わる】助かります……何かを頼んだあとは「助かります」「助かるよ」で相手を労う気持ちを表して!!

歯科の業界のなかでヒエラルキーというと、何を想像するでしょうか。歯科医師・歯科技工士・歯科衛生士……という職種構造を思い浮かべる人もいるかもしれません。歯科医師会のことを思い浮かべる人もいるかもしれませんし、真っ先に大学やスタディーグループの組織が思い浮かぶ人もいるかもしれませんね。さまざまなところにさまざまな階層構造があるものです。

歯科業界は、歯科医師を中心に構成されています。歯科医師でなければ、歯科医業をなしてはならない（歯科医師法第十七条）からです。

歯科医師・歯科技工士・歯科衛生士という国家資格が必要な職種以外にも、さまざまな人がこの歯科業界に携わっています。歯科助手、受付事務という身近なスタッフだけでなく、メーカーさんやディーラーさん、税理士さんや会計士さん、教育関係、設備関係……、本当に多くの人がこの業界に携わっているのです。この業界を歯科医師の先生方お一人おひとりが、「リードしているのだ」という自覚をもっていただきたいと思います。

「なんだか大げさだな」と思われるかもしれません。
「自分のことだけで手いっぱいだよ」と思われるかもしれません。

歯科医師法第一条に「歯科医師は、歯科医療及び保健指導を掌ることによって、公衆衛生の向上及増進に寄与し、もって国民の健康な生活を確保するものとする」とあります。ここが、「歯科業界としてのあり方」の拠り所なのです。

ここがぶれると、全体に影響が出てきます。今後も歯科業界には他業界からいろいろなものが参入してくるでしょう。それを「歯科業界としてのあり方」に照らし合わせて、ジャッジするのは先生方であることを忘れないでほしいと思います。

教えて松本先生！
若手のころ、いちばん悩んだのはどんなことですか？

　若手のころいちばん悩んだのは、まず何を勉強すればよいのかわからないこと。どこからわからないのかがわからないし、何から手をつけてよいのかがわからなかった。

　だから、僕は歯科医師の最終ゴールって、いったいなんなのだろうと考えるようにした。これは、理想の歯科医師像とは少し違っていて、エンドや外科、ペリオ、矯正といろいろあるけど、いったい何のために歯科治療をしているのだろうということから、考え始めることにしたわけ。ゴールを設定して、そこからさかのぼって、いま自分は何をすべきかと考えたんだ。

　「咬合」。まずやらなきゃいけないのは、咬合だと思って、そこに執着した。やり始めるとこれはまさに「道」だと思うようになった。武士道と同じで「咬合道」。「道」というのは、ずっと続いている。つまり、世の中に生き残っているということは、そこに「道」があるからだと考えているんだよ。駄目なものは自然淘汰される。よいものは残る。当たり前でシンプルでしょう。

　咬合をゴールに設定すれば、死ぬまで探究できる。きっと、死んでもわからないだろう。だから、技術も革新するし、どんどん新しいものも出てくる。それが「道」という言葉の意味なんだ。

　若手のころの僕と同じように、何を勉強してよいかわからないと悩んでいる人にアドバイスできるとすれば、そのときに悩むべきは、「歯科医師の最終ゴールっていったい何なのか？」を自分で考えてほしいということ。

　歯科治療レベルでいうと咬合だな。医療全体に関していうならば、いちばん大事なのは患者さんの幸せ。それ以外には、実は何もないし、そう考えるといろいろなものがすっきりするはずだよ。

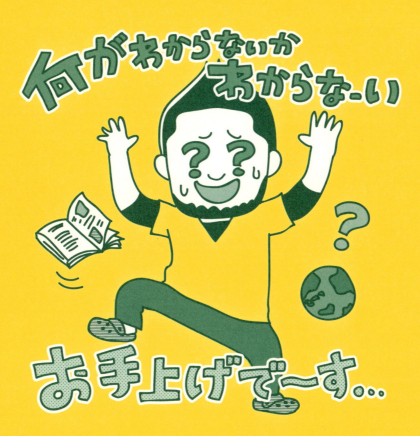

スタッフが証言！
●●すぎる先生はイヤだ！！

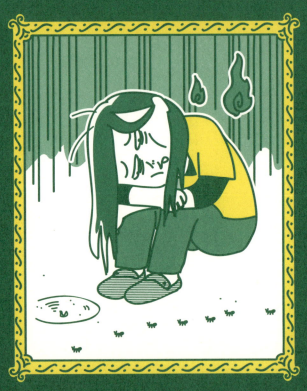

【 アリジゴクみているときがいちばん落ちつくの 】

ネガティブすぎる先生

「腕が痛い。……悪い病気かもしれない」
「近くにきれいな歯科医院ができた。……うちはもう潰れるかもしれない」
「ぜんぜん眠れない。……今日あたり倒れてしまうかもしれない」
ネガティブな発言もたまになら アリですが、毎日だとちょっと……。
どうリアクションすればよいのかわかりません。

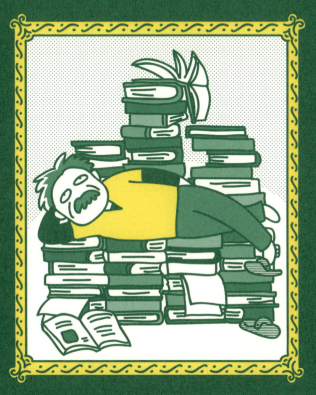

【 あとでね 】

勉強しなさすぎる先生

毎日診療でたいへんなのはわかるけれど、
せっかく買った本も袋に入ったまま何ヵ月も放置。
ディーラーさんがもってきた新商品の案内もぜんぜん見ないで積み重なっていくばかり。
ほかの先生は研修会に、講演会に、デンタルショーに出かけて勉強しているのに。
時間あったらゲームか寝てる……。この先生について行っても大丈夫?

スタッフが証言！
●●すぎる先生はイヤだ!!

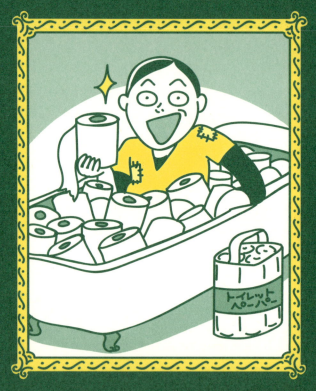

【 小さいことからコツコツと 】

ケチすぎる先生

とにかくケチ！
材料や診療に必要なものならわかるけれど、電気のスイッチ、エアコン、
水道からトイレットペーパーを使う長さまで細かく管理されるのはちょっと……。
日用品も底値表があって、それに合わせてわざわざ自転車を走らせるんですか？
なんだか細かいところだけにとらわれすぎて、
大切なものを見失っている気がします。

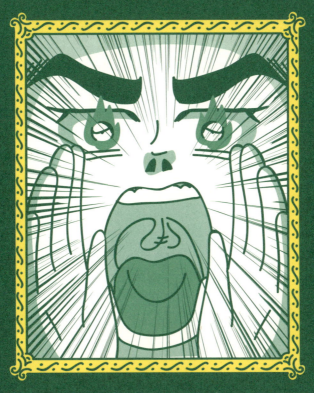

【 24時間戦えますか〜！ 】

熱血すぎる先生

年中無休24時間熱血指導！……正直ついていけません。
先生は24時間仕事のことだけ考えて生きているのかもしれませんが、
お願いだから「そうじゃない人」のこともちょっとは理解してほしい。
仕事は好きだし、がんばりたいけど。
……プライベートのことも大切にしたいんです！
タイムカード切ったら帰らせてください！

スタッフが証言！
●●すぎる先生はイヤだ!!

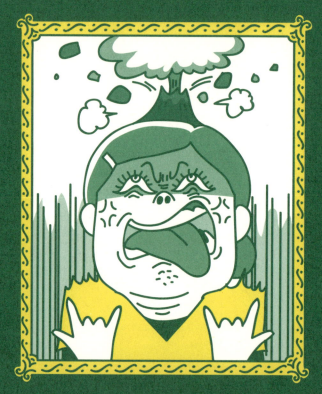

【 これでも普通なんですが、何か 】

顔に出すぎる先生

面倒くさいタイプの患者さんのアポイント、
忙しいときの急患さん、無断キャンセルの報告。
……そりゃイヤなのはわかります。
わかりますけど、お願いだからそんなに顔に出さないでください。
こっちだってわかっています。でもしょうがないんです。
私をにらんだって、どうしようもありません。

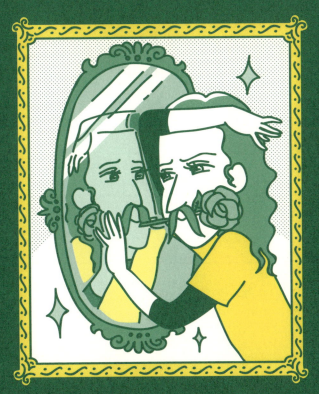

【 オーゴッド！ 】

自信家すぎる先生

患者さんからクレームがきたとき、
「自分以外の誰かのせい」にするのはやめてください。
そりゃ、患者さんのほうが悪いこともありますし、歯科助手や受付が悪いことだってあります。
でも、そうじゃないこともあるのは覚えておいてほしいんです。
自分は絶対悪くない。
……その確信っていったいどこからくるのでしょうか？

EPILOGUE by SUGIMOTO

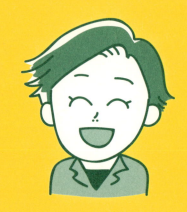

みなさんありがとう

2015年に『歯科医院ではたらくスタッフのためのお仕事マナー講座』、2016年に『歯科医院ではたらくスタッフのための“はじめて教える”講座』を出版させていただきました。おかげさまで、ご好評をいただいています。この2冊は、歯科医院のスタッフ向け、なかでも新人さんや経験の浅い若い人に向けて書かれたものですが、いろいろな感想をいただいたなかに「若手の勤務医に読ませたい」「研修医にも読ませたい」というものが数多くありました。

　私は、全国各地の歯科医院で、スタッフの相談や教育業務に携わっています。そのなかで、歯科医師の先生方、とりわけ若手の「将来、院長先生になるかもしれない先生方」へのかかわりの重要性をいつも感じていました。

　とくに臨床経験の浅い先生はうまくスタッフにサポートしてもらいながら仕事をすることが肝要なのですが、ちょっとしたボタンの掛け違いから関係性がこじれてしまい、仕事にも支障をきたしてしまう先生を数多く見てきました。また、勤務医時代には「うまくいっているように見えた関係」が、院長になったとたんににっちもさっちもいかなくなってしまったという悩みもよく耳にします。

　歯科医院ではたらくスタッフ（歯科衛生士・歯科助手・受付事務）の命運は、チームの要である歯科医師の先生方「次第である」のは間違いありません。またそれと同時に、先生ご自身の「仕事のしやすさ」も、スタッフとの関係をどう構築するかにかかっているのです。

　歯科のフィールドを広げていくためには、サポートするチームの力が必要です。ぜひ歯科医師として全力を尽くせるフィールド作りのために、この本を活用してもらいたいと思っています。

　また、今回は現役の歯科医師であり、数多くのセミナーの講師として若手の先生の教育現場の最前線にいらっしゃる松本勝利先生に、開業医の立場からご協力いただき、本書に新たな視点を加えていただきました。松本先生には改めて感謝申し上げます。ありがとうございました。

シリーズ第1弾の広告よっ！

医院のバイブル！

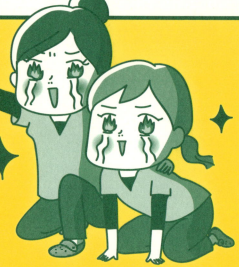

弱ったぞ
新人くんは
学校出たて

新人くんに
読んでもらうかな〜

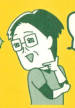

歯科医院ではたらくスタッフのための
お仕事マナー講座

好評発売中!!

新卒の歯科衛生士や歯科助手、受付スタッフに何から教えてよいのか、戸惑うことはありませんか。本書では、身だしなみや言葉づかい、質問の仕方やメモのとり方など、基本中の基本から丁寧に説明しています。本を読み慣れない人でも、イラストや漫画でわかりやすく解説されているので、ラクラク読み進められます。新人教育のバイブルです。

杉元信代・著（株式会社Himmel）
あらいぴろよ・え
定価（本体3,000円＋税）
A5判・120頁

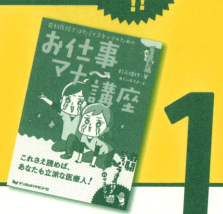

シリーズ第2弾の広告よっ！

必携の一冊！

どうしよう 新人教育 任されちゃった

先生！
わたしどうすれば

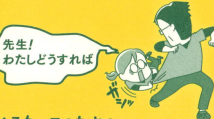

歯科医院ではたらくスタッフのための
"はじめて教える"講座

好評発売中！！

歯科医院では、自分の仕事だけで手いっぱいな若手スタッフでも、新人教育係を任されることは珍しくありません。本書では、そんな不安だらけの悩めるスタッフに効率のよい上手な教え方を指南。新人教育の進め方や院内の教育体制の構築方法がやさしく解説されています。教える側も教わる側もステップアップできる新人教育に必携の一冊です。

杉元信代・著（株式会社Himmel）
あらいぴろよ・え
定価（本体3,000円＋税）
A5判・112頁

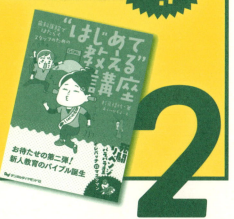

お待たせの第二弾！
新人教育のバイブル誕生

2

⊙筆者紹介

杉元信代

歯科衛生士・心理カウンセラー
株式会社 Himmel（http://www.himmel.co.jp/index.html）
兵庫県立総合衛生学院・佛教大学社会学部卒

プロレスと阪神タイガースと猫をこよなく愛する関西人・丙午
深川塾　FBWF　所属
https://www.facebook.com/nobuyo.sugimoto

⊙Special Thanks

株式会社 Himmel
深川塾
FBWF
デンタルダイヤモンド社・山口徹朗さん
杉元家のメンズ2名＋🐾
　　＆
松本勝利先生（友情出演）

⊙デザイン＆DTP

金子俊樹　対馬りか

⊙イラストレーション

あらいぴろよ

歯科医院ではたらく若手ドクターのための
チームデビュー講座

発行日　　2017年9月1日　第1版第1刷
著　者　　杉元信代
発行人　　濱野　優
発行所　　株式会社デンタルダイヤモンド社
　　　　　〒113-0033 東京都文京区本郷3-2-15 新興ビル
　　　　　電話＝03-6801-5810㈹
　　　　　https://www.dental-diamond.co.jp/
　　　　　振替口座＝00160-3-10768
印刷所　　能登印刷株式会社
ⓒNobuyo SUGIMOTO, 2017
落丁、乱丁本はお取り替えいたします

●本書の複製権・翻訳権・上映権・譲渡権・公衆送信権（送信可能化権を含む）は㈱デンタルダイヤモンド社が保有します。
● JCOPY 〈㈳出版者著作権管理機構 委託出版物〉
本書の無断複写は著作権法上での例外を除き禁じられています。複写される場合は、そのつど事前に㈳出版者著作権管
理機構（TEL：03-3513-6969、FAX：03-3513-6979、e-mail：info@jcopy.or.jp）の許諾を得てください。